D'UN PHÉNOMÈNE STÉTHOSCOPIQUE

PROPRE A CERTAINES FORMES

D'HYPERTROPHIE SIMPLE

DU CŒUR

PAR

Th. EXCHAQUET,

Docteur en médecine de la Faculté de Paris,
Interne des hôpitaux de Paris,
Membre de la Société anatomique.

PARIS

ADRIEN DELAHAYE, LIBRAIRE-ÉDITEUR

PLACE DE L'ÉCOLE-DE-MÉDECINE

1875

D'UN PHÉNOMÈNE STÉTHOSCOPIQUE

PROPRE A CERTAINES FORMES

D'HYPERTROPHIE SIMPLE

DU CŒUR

D'UN PHÉNOMÈNE STÉTHOSCOPIQUE

PROPRE A CERTAINES FORMES

D'HYPERTROPHIE SIMPLE

DU CŒUR

PAR

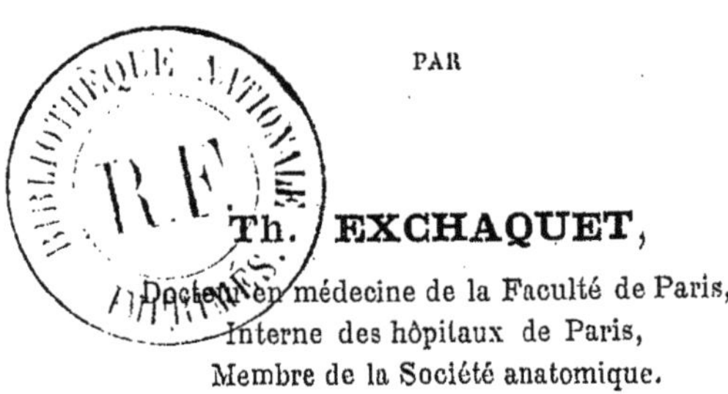

Th. EXCHAQUET,

Docteur en médecine de la Faculté de Paris,
Interne des hôpitaux de Paris,
Membre de la Société anatomique.

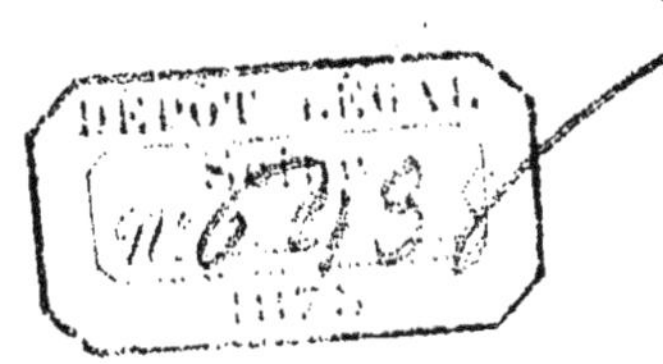

PARIS

ADRIEN DELAHAYE, LIBRAIRE-ÉDITEUR

PLACE DE L'ÉCOLE-DE-MÉDECINE

—

1875

D'UN PHÉNOMÈNE STÉTHOSCOPIQUE

PROPRE A CERTAINES FORMES

D'HYPERTROPHIE SIMPLE

DU CŒUR

INTRODUCTION.

En étudiant les bruits du cœur chez des malades présentant une augmentation de volume du cœur sans lésions d'orifices, M. Potain a constaté chez un grand nombre d'entre eux l'existence d'un rhythme particulier, analogue à ceux qu'on a désignés sous le nom de bruits de galop. Ses observations, poursuivies pendant plusieurs années, l'ont amené à attribuer à ce bruit une valeur seméiologique constante.

On ne trouve, dans aucun des auteurs classiques qui ont écrit sur l'auscultation du cœur, de description qui se rapporte à cette variété de bruit de galop. En France, un fait unique, publié autrefois par M. Charcelay, de Tours, paraît s'en rapprocher par certains points; mais son observation, très-incomplète, ne permet pas d'en déterminer la nature. Tout récemment un médecin anglais, M. Sibson, a fait connaître un fait analogue qui sera exposé et discuté plus loin.

Tels sont les seuls documents que nous offre la littérature médicale. Ce sera donc surtout d'après les faits que nous avons eu occasion d'observer pendant notre internat chez M. Potain, et auxquels nous joignons un certain nombre d'autres observations recueillies pour la plupart dans le même service, que nous ferons cette étude. Nous chercherons surtout à y reproduire fidèlement les opinions que nous avons souvent entendu exposer sur ce sujet par M. Potain, soit au lit du malade, soit dans les explications particulières qu'il a bien voulu nous donner.

Qu'il nous soit permis de témoigner ici à cet excellent maître toute notre reconnaissance pour ses précieux enseignements et pour la bienveillance qu'il nous a constamment témoignée, pendant le temps que nous avons eu le bonheur de passer dans son service.

Nous avons aussi des remerciements bien sincères à adresser à ceux de nos collègues qui nous ont fourni des observations, en particulier à nos bons amis MM. Malassez et Rendu, dont les recherches et les observations nous ont été d'un grand secours pour entreprendre ce travail.

CHAPITRE Ier.

En appliquant l'oreille sur la poitrine de certains malades, on entend à la région précordiale, au lieu du tic-tac normal, un triple bruit qni présente un rhythme particulier. Les deux bruits normaux continuent à se faire entendre avec leurs caractères distinctifs, et souvent sans changement appréciable dans leur intensité et dans leur timbre, mais le bruit systolique est immédiatement précédé par un bruit surajouté. La succession, sans intervalle appréciable, de ces deux bruits sourds, suivis après le petit silence par le second bruit normal plus clair, reproduit assez exactement le rhythme du galop du cheval qui a servi à le désigner.

C'est dans les cas simples, où les bruits normaux ont conservé toute leur netteté, et où aucun bruit de souffle ne vient compliquer la question, que le bruit de galop présente son type le plus parfait. C'est d'après les cas de ce genre que nous l'étudierons d'abord, pour passer ensuite en revue ses variétés et les modifications qu'il peut subir chez le même malade.

C'est le plus souvent dans la région qui avoisine la pointe du cœur, en dedans du mamelon et un peu plus haut que le triple bruit est perçu le plus nettement. Son foyer d'auscultation, point où la distinction entre les deux premiers bruits est la plus facile, est donc voisin du foyer des bruits mitraux et situé peut-être un peu au-dessus de lui. Le premier de ces deux bruits, bruit surajouté, que nous pouvons dès maintenant nommer bruit présystolique, sans préjuger pour cela de sa nature et de sa cause, devrait à peine être nommé un bruit. En effet, alors même qu'il est perçu le plus nettement, il reste sourd, ne présente jamais le caractère vibrant que peuvent acquérir, dans certaines circonstances, les bruits normaux du cœur, il donne enfin, même à l'oreille, une sensation qui se rapproche davantage de celle d'un soulèvement, d'un choc, que de l'effet produit par une vibration sonore.

Ce caractère explique pourquoi il ne se propage ordinairement que dans une étendue moins grande que les bruits normaux dus aux claquements valvulaires. En s'éloignant de la pointe du cœur pour se rapprocher de l'extrémité inférieure du sternum, on voit le bruit surajouté perdre de sa netteté et disparaître. A l'extrémité inférieure et sur tout le bord droit du sternum, les bruits du cœur se font entendre, en général, avec leurs caractères normaux, sans modification de rhythme et sans trace de bruit anormal. Il en est de même lorsque l'auscultation est pratiquée dans l'aisselle où l'on entend aussi uniquement les deux bruits normaux. Le triple bruit n'est donc perçu, dans la majorité des cas, que dans un espace restreint, limité par le bord gauche du sternum, le deuxième espace intercostal et la pointe du cœur.

Un autre caractère montre mieux encore le peu d'intensité du bruit surajouté en tant que sensation auditive, et la part que joue dans sa production le fait tactile du choc. Dans les cas où ce bruit est perçu à son lieu d'élection avec la plus grande netteté, soit par l'auscultation immédiate, soit à l'aide du stéthoscope ordinaire, on observe que l'auscultation pratiquée avec un instrument non résistant, tel que le stéthoscope à double conduit élastique, atténue considérablement le bruit surajouté et peut même le faire disparaître. Ce fait semble indiquer qu'il s'agit là d'un phénomène dont la perception est facilitée par l'association du tact et de l'ouïe, et le bruit de galop est, en effet, souvent accompagné à la région précordiale de mouvements sensibles à la vue et au toucher, dont l'étude peut jeter un certain jour sur sa nature.

L'inspection de la poitrine permet souvent de constater l'existence de battements, ou plutôt d'ondulations légères, sensibles parfois à gauche du sternum dans l'étendue de deux ou trois espaces intercostaux. Ces oscillations, signalées dans un assez grand nombre de nos observations, précèdent le choc de la pointe et se terminent avec lui. Sur les sujets maigres on peut facilement se rendre compte du caractère ondulatoire de ce soulèvement, bien différent de l'ébranlement brusque communiqué à la paroi thoracique, à l'épigastre et aux parties environnantes, dans certains cas d'hypertrophie considérable du cœur. Ce dernier, bien plus intense, coïncide d'ailleurs avec le choc de la pointe au lieu de le précéder.

Le même fait est sensible à la palpation. La main appliquée sur la région précordiale n'est pas brusquement repoussée comme elle l'est, par exemple, dans l'hypertrophie compensatrice d'une altération de l'orifice aortique; elle perçoit un soulèvement qui précède le choc de la pointe. Lorsque le choc produit par le retour de la colonne sanguine et l'occlusion brusque des valvules sigmoïdes est assez violent pour être accompagné d'un phénomène tactile, d'un battement aortique, la main peut percevoir nettement le rhythme du galop et distinguer les trois termes dont il se compose. Nous voyons même que, dans certains cas, il est plus sensible à la main qu'à l'oreille.

On retrouve la plupart de ces signes dans les deux observations que nous donnons ici. La première représente un type de bruit de galop dans un état chronique, non que le signe y soit marqué par son intensité, mais parce que nous l'y trouvons isolé et indépendant de lésions organiques antérieures. La seconde donne, par contre, un exemple de la présence du bruit de galop dans une maladie aiguë et fébrile où il a présenté des modifications intéressantes.

Obs. I (personnelle). — Bruit de galop. Albuminurie légère. Variations de volume du cœur.

Charles F..., âgé de 49 ans, employé de commerce, entré dans le service de M. Potain, n° 20, salle Saint-Louis, le 10 juin 1875. On ne retrouve chez lui aucun antécédent morbide ; il a eu la variole à l'âge de 10 ans ; mais n'a jamais fait, dès lors, un jour de maladie ; ni rhumatisme. ni syphilis. Il présente une ichthyose congénitale surtout marquée à la partie inférieure du corps. Il a fait cet hiver, en novembre et en mars, deux séjours de trois semaines chacun environ à l'hôpital Cochin pour un phlegmon développé au pied dans une bourse séreuse enflammée. Depuis trois mois environ il dort moins bien, se réveille plusieurs fois par nuit et a de la peine à se rendormir quoiqu'il ne souffre pas ; sauf cela le sommeil est bon, sans rêves. Depuis le même temps il urine plus souvent qu'autrefois et en particulier plusieurs fois dans la nuit. Il entre à l'hôpital en se plaignant surtout de la lenteur de sa digestion ; mais, en cherchant à le faire définir un peu exactement, on finit par voir que cette sensation pénible dont il se plaint et qu'il rapporte à la région épigastrique ne se produit que lorsqu'il se met au lit et cherche à s'endormir. Il n'a, après ses repas, ni douleurs, ni tympanisme, jamais de vomissements ni de pituite ; il mange de bon appétit, les fonctions digestives se font en somme très-régulièrement. Son aspect général rappelle un peu l'alcoolisme chronique, mais on n'en trouve cependant aucun symptôme accusé. — Pas de maux de tête.

Les poumons sont sains, on trouve des deux côtés et dans toute la hauteur la sonorité et les bruits respiratoires normaux ; pas de toux.

La percussion montre que le volume du cœur est un peu exagéré ; la pointe bat dans le cinquième espace, un peu en dehors du mamelon ; la matité a une étendue de 15 1|2 cent. de la base à la pointe, de 12 cent. sur le bord gauche du sternum ; la partie découverte est large d'environ 6 centimètres.

En auscultant à la région de la pointe, on entend un bruit de galop bien caractérisé, mais peu intense. Le premier bruit normal est précédé à très-court intervalle par un bruit sourd et indistinct, le second bruit est net, bien frappé ; pouls régulier à soixante-douze pulsations.

En faisant tourner la tête du malade vers son épaule, on peut voir à la partie latérale du cou les veines soulevées à chaque battement cardiaque. L'analyse exacte de ce symptôme montre que ce soulèvement, peu marqué d'ailleurs, précède un peu le soulèvement carotidien qui n'est sensible qu'à la fin de l'ondulation veineuse principale ; le battement persiste lorsqu'on intercepte le cours du sang en comprimant la veine au niveau du maxillaire inférieur. — L'inspection de la région cardiaque montre aussi un soulèvement sensible du deuxième au quatrième espace intercostal ; les mouvements du cœur déterminent dans ces points une série d'ondulations.

11 *juin*. — Mêmes phénomènes qu'à l'entrée, le bruit de galop persiste, mais peu accentué. L'urine traitée par la chaleur ne donne pas de précipité sensible ; mais, en ajoutant une goutte d'acide acétique, on voit un très-léger nuage envahir la partie chauffée du tube ; la réaction devient plus sensible encore sur l'urine filtrée.

On constate, en examinant le malade, l'existence à droite d'un rein flottant très-mobile.

Soir, puls. 72. — Le bruit de galop est peu marqué, il devient cependant très-net par moment, surtout à la fin de l'inspiration. — (Eau de Sedlitz).

Le 12. — L'eau de Sedlitz a provoqué des selles abondantes. Le bruit de galop très-affaibli le matin est à peine sensible le soir. L'étendue de la matité précordiale n'a pas varié sensiblement. — Urine, 1,500 cc.

Le 13, puls. 60. — Les bruits du cœur sont absolument normaux, il n'y a plus vestige du bruit de galop.

Le 14. — Bruit de galop à un léger degré ; dans l'urine on trouve des traces d'albumine à peine perceptibles. Les jours suivants, rien à noter, amélioration progressive, le sommeil est un peu meilleur, mais toujours fréquemment interrompu.

Le 20. — La nuit dernière le malade a eu une indigestion légère avec quelques vomissements; ce matin le bruit de galop a disparu, on ne trouve pas trace d'albumine dans l'urine.

Les forces reviennent, l'appétit est bon, mais le sommeil reste encore entrecoupé, le malade éprouve de temps en temps des accès d'étouffements non provoqués; le bruit de galop a disparu, l'urine rendue atteint toujours 1,500 à 1,800 cc. par jour et ne contient plus du tout d'albumine. Le malade sort en bon état le 30 juin.

Il rentre au bout de trois jours se trouvant incapable de continuer son travail, il a passé deux nuits très-agitées, a eu des étouffements, des battements de cœur qui, à son dire, n'étaient provoqués ni par son travail, ni par d'autres causes de fatigue.

Le 4 juillet on constate, en effet, une certaine gêne de la circulation, un peu de dilatation veineuse au cou sans battements marqués. Le cœur mesure 16 cent. sur 14; on entend le bruit de galop, mais moins nettement que la veille; on ne le trouve un peu marqué qu'au voisinage du mamelon, à la pointe du sternum on n'entend que les bruits normaux.

Rien dans la poitrine; le foie est volumineux (16 cent. dans la ligne mam.) et congestionné.

L'urine décèle des traces d'albumine.

Le 6. — Le bruit de galop avait déjà disparu ; l'urine (1 1|2 litre) ne contenait plus d'albumine.

Le 9. — On trouve les bruits nets et bien frappés; le volume des cœur paraît nettement diminué ; la pointe bat dans le quatrième espace intercostal et en dedans du mamelon; la matité précordiale n'a plus que 13 cent. sur 10. L'urine toujours abondante ne contient plus trace d'albumine. Toute gêne de la circulation veineuse a disparu. Le malade s'est de nouveau rapidement amélioré. Pas de changement à noter le 15 juillet.

Obs. II (personnelle). — Néphrite albumineuse. Bruit de galop. Guérison.

L.... Henri, 25 ans, mécanicien, entré à l'hôpital Necker, salle Saint-Louis n° 28, le 23 janvier 1875. Habituellement bien portant, le malade n'a jamais eu de trouble dans la sécrétion urinaire, ni blennorrhagie, ni cystite. Pendant la guerre il a observé, pendant une quinzaine de jours un boursouflure qui est restée limitée à la face et n'a été accompagnée d'aucun trouble de la santé générale. — Il a dû cesser son travail, il y a un mois, par suite de l'écrasement d'un doigt et est allé loger chez des amis ; a bu un peu plus que de coutume aux environs du jour de l'an, mais n'a commis d'excès d'aucun genre. Dans les premiers jours de janvier, il alla un soir coucher dans sa chambre, inoccupée depuis une quinzaine, et eut froid toute la nuit.

A la suite de ce refroidissement il fut pris de coryza avec mal de tête, épistaxis, un peu de toux, embarras gastrique, enfin des symptômes d'une grippe légère. Il y a une dizaine de jours, il

remarqua, un matin, que ses paupières étaient enflées, le lendemain tout le visage était bouffi, puis les jambes enflèrent aussi
dans les jours qui suivirent. Il remarqua que ses urines étaient
plus rares et plus foncées, mais n'a ressenti à aucun moment de
douleurs dans la région lombaire. Depuis quelques jours il est de
plus en plus souffrant, ses nuits sont agitées, il a, surtout la nuit,
une oppression pénible avec sensation de barre sur la poitrine, et
souffre de maux de tête violents surtout le matin. Après être venu
une première fois à la consultation, le 21, il se décide à entrer à
l'hôpital le 23.

Le jour de l'entrée il se trouve déjà un peu mieux; il a pu la
veille marcher près de deux heures, et la nuit a été meilleure.
L'œdème des jambes, constaté le 21 à la consultation, a presque
disparu, mais la face reste bouffie et pâle, l'appétit est nul, la
langue chargée sans envie de vomir.

La respiration est facile quand le malade est au repos, et l'examen objectif ne fait découvrir aucune lésion pulmonaire. Au
cœur triple bruit avec rhythme du bruit de galop, le second bruit
est éclatant et renforcé.

24 janvier, pouls 84. — Peau fraîche, la nuit a été passablement
tranquille. Le cœur, examiné par M. Potain, présente, le long du
bord droit une longueur de 14 1|2 cent., et 13 1|2 cent. le long du
bord gauche du sternum. La partie découverte a 3 cent. de côté;
les battements du cœur sont réguliers, le second bruit est normal,
mais un peu fort, le premier bruit précédé à très-court intervalle
d'un bruit de choc. A la pointe on entend, après le premier bruit,
un souffle extra-cardiaque. — L'urine est claire, conserve la
mousse; elle contient, par litre, environ 3 gr. d'albumine et
14 gr. 6 c. d'urée. *Diagnostic*. Néphrite à frigore. Légère hypertrophie du cœur. — *Traitement* : bain de vapeur.

25. — Mêmes bruits au cœur. Le mal de tête persiste. Urine
rendue depuis la veille, 1,100 c. c. — Urée, 7 gr. 9 c. — Albumine 1 gr. 20 c. par litre.

26. — Le bruit de galop se modifie un peu. Les deux premiers
bruits tendent à se fondre en formant un premier bruit presque
normal, mais un peu traîné. De temps en temps on entend le tic
tac normal du cœur. — Le bruit de galop reparaît plus marqué
lorsque le malade a marché un peu rapidement, dans la salle,
pendant quelques minutes.

Urine rendue 1 litre, contenant albumine 1 gr. 50 c. et urée
7 gr.; l'urine du matin, examinée immédiatement après l'émission, ne contient au contraire pas trace d'albumine (chaleur et
acide acétique, acide picrique). Urée, 3 gr. 8 c. par litre.

27. — Un peu de diarrhée avec coliques, la nuit n'a cependant
pas été mauvaise. — 1,700 c. c. d'urine, faible proportion d'albumine; urée, 5 gr. par litre.

28. — Urine, 1,750 c. c. Urée, 8 gr. 6 c. Traces d'albumine.
Bruit de galop de moins en moins marqué.

30. — Urine 800 gr. Urée 14 gr. 8 c. Traces d'albumine. L'état général est meilleur, les douleurs de tête ont à peu près disparu, le sommeil est tranquille, mais l'appétit reste faible. Les bruits du cœur ont changé de caractère, le rhythme du bruit de galop a disparu, le premier bruit généralement bien frappé est parfois un peu traînant. Dimensions de la matité précordiale, bord droit 13 cent. 1[2, bord gauche sternum 12 cent.

31. — Les bruits du cœur sont aujourd'hui normaux et parfaitement nets. L'appétit reparaît, la malade a mangé hier de la viande pour la premier fois. Urine, 2 litres. Traces d'albumine. Urée, 11 gr. 4 c. par litre.

1er *février*. — Urine, 1,880 c. c. Urée, 12 gr. 7 c. par litre. Le mieux continue. — Une bouteille d'eau de Sedlitz.

Le 2. — Urine recueillie, 700 gr. — Urée, 14 gr. 8 c. par litre. Le malade a été abondamment purgé. Les bruits du cœur sont normaux, les dimensions restent à 13 et 11 cent. — La chaleur et l'acide acétique ne décèlent pas trace d'albumine dans l'urine; l'acide picrique en indique des traces presque imperceptibles. Le malade se trouvant bien demande sa sortie.

Après avoir cherché à donner, dans les pages qui précèdent, une idée générale du fait que nous étudions, il faut passer en revue les modifications qu'il peut présenter. Elles portent tantôt sur l'intensité, tantôt sur le caractère du bruit surajouté, parfois sur le moment de la révolution cardiaque où il se fait entendre; enfin sur sa constance. Généralement sourd et, comme nous l'avons vu, peu intense, le bruit présystolique est parfois assez fort et assez distinct pour pouvoir être entendu dans toute l'étendue de la région précordiale, et pour être nettement distingué par l'oreille la moins exercée à l'auscultation du cœur. Plus souvent, le triple bruit n'est, au contraire, distinct que dans un espace très-restreint, et l'oreille, appliquée en dehors de ce point, perçoit à peine quelques légères modifications dans les caractères du premier bruit qui est plus sourd et plus traînant que d'habitude.

Parfois enfin, l'existence d'un bruit anormal est évidente; on entend manifestement quelque chose; mais il est difficile de définir ce qu'on entend. Le bruit anormal se rapproche d'un roulement, d'un souffle, d'un soulèvement simple plutôt que d'un bruit proprement dit, et se continue directement avec le premier bruit qu'il précède.

Si l'on ajoute que, malgré le peu de netteté du bruit anormal, son intensité peut être assez forte pour le rendre très-manifeste, on comprend que, dans les cas de ce genre, on puisse croire facilement à une lésion d'orifice. Nous avons vu plus d'une fois un bruit de ce genre, regardé par les uns comme un souffle, par d'autres comme un roulement, être interprété comme signe d'une lésion d'orifice mal définie, dont toute trace avait disparu le lendemain pour faire place à un bruit de galop très-net.

Dans certains cas, le bruit anormal peut présenter des modifications qui portent sur le moment où il se produit. Sous l'influence de modifications dans l'état de la circulation, on le voit s'éloigner du premier bruit jusqu'à se faire entendre au milieu du grand silence. On entend alors, à chaque révolution cardiaque, trois bruits se succédant à intervalles à peu près égaux, et suivis chacun d'un très-court silence, comme nous le voyons dans l'observation suivante :

Obs. III (due à notre ami et collègue M. Cuffer). Albuminurie. Bruit de galop. Insuffisance tricuspide relative.

Marie Fran... âgée de 45 ans, entre le 26 juin 1873, dans le service de M. Potain, n° 12, salle Sainte-Anne.

Elle n'a jamais fait de maladie sérieuse, on trouve cependant dans son histoire des symptômes assez nets de syphilis, de plus, il y a dix-huit mois elle a été opérée par M. Guyon d'une hernie étranglée.

Le début de son affection actuelle remonte à six mois, elle a souffert à cette époque de vomissements glaireux avec tympanisme stomacal, et perte d'appétit ; elle n'avait pas de diarrhée, pas de maux de rein, sauf par les efforts de vomissements.

Depuis cette époque elle tousse habituellement ; bientôt le ventre a commencé à grossir et les jambes à s'œdématier, la figure était bouffie, surtout le matin. Elle n'a pas éprouvé de troubles visuels graves, mais a eu des mouches volantes et des phosphènes lumineux.

Elle urinait tantôt abondamment, tantôt très-peu, l'urine claire dans le premier cas, devenait rouge et sédimenteuse dans le second ; l'œdème diminuait rapidement quand l'urine était abondante.

À son entrée à l'hôpital, on constate encore de la bouffissure de la face, de l'œdème des jambes et une ascite modérée. La malade est oppressée, respire difficilement dans le décubitus dorsal, et se couche habituellement sur le côté droit qui présente des signes d'œdème et de congestion hypostatique. Elle ne souffre pas des reins ; depuis une dizaine de jours elle urine peu, et l'œdème a augmenté d'une façon marquée.

Le cœur ne parait pas volumineux, les dimensions de la matité sont de 12 centimètres sur 9. On sent à la région de la base une impulsion qui alterne avec le pouls, et on observe de plus des battements jugulaires et hépatiques, qui, précédent le pouls d'une façon très-nette et correspondent à la contraction de l'oreillette. A l'auscultation, on entend un souffle systolique ayant son maximum à la pointe du sternum.

On entend de plus, un bruit de galop très-net, ayant son maximum d'intensité à la pointe du cœur.

3 *juillet*. — L'oppression persiste, peu de sommeil, nausées sans vomissements. L'œdème des jambes augmente, l'urine est toujours rare. Le triple bruit est bien marqué surtout au voisinage de la pointe, on entend toujours le souffle qui se propage le long du bord droit du sternum.

Le 4. — Le triple bruit est assez marqué mais modifié, le bruit surajouté, nettement présystolique ces derniers jours, se rapproche du second bruit et correspond presque au commencemen de la diastole.

L'état de la malade ne présenta pas de changement important pendant les trois mois qui suivirent son entrée dans le service ; l'oppression est supportable, disparait presque complètement par intervalles, penbant quelques jours ; de temps en temps céphalagie assez forte, l'appétit est également variable, l'œdème et l'ascite persistent sans augmenter considérablement jusqu'au commencement d'octobre. Le bruit de galop disparaît égalem ent à certains jours pour reparaître, on signale une fois ou deux la coïncidence de son retour avec une augmentation de l'oppression. (Digitale.)

Le 10 octobre, on entend au cœur le triple bruit, mais pas de souffle. L'ascite est assez considérable pour nécessiter une ponction ; on retire 6 litres de liquide. L'ascite se reproduit rapidement, la respiration est bientôt très-gêné, l'urine est peu abondante ; le 22 octobre, on signale encore le bruit de galop et on fait une nouvelle ponction (9 litres) (vin diurétique). Cette fois la diurèse devient abondante, l'ascite ne se reproduit pas aussi rapidement, et l'œdème diminue.

Le 3 décembre, on entend le triple bruit d'une façon très-nette, le rhythme de galop est également perçu à la main. Le bruit surajouté suit immédiatement le deuxième bruit, il ne dure pas tout le temps de la diastole, et ne paraît pas pouvoir être rattaché à la systole auriculaire. Il n'y a pas de souffle au cœur. Les battements hépatiques et jugulaires sont très-marqués.

Le 6. — Pas trace d'œdème ni d'épanchement ascitique. La pointe du cœur bat dans le cinquième espace intercostal au dehors du mamelon ; la partie découverte a 7 centimètres sur 8, la matité relative 13 centimètres sur 12 1|2. — On n'entend pas de souffle et il n'existe aucun signe d'insuffisance. Il existe cependant encore des battements jugulaires et hépatiques qui sont nettement présystoliques et coïncident avec la contraction de l'oreillette.

Le 10. — On entend de nouveau un souffle au premier temps ayant son maximum au bord droit du sternum. Le cœur paraît un peu plus volumineux que lors de la dernière mensuration. Les jambes ne présentent pas d'œdème.

Le 11. — Le battement du foie est très-sensible, mais le soulèvement est progressif, il commence avec la systole auriculaire et se continue pendant la systole du ventricule ; on sent beaucoup plus nettement l'affaissement brusque qui coïncide avec la diastole et qui seul donne lieu à un mouvement prononcé du foie. Le foie mesure verticalement 12 centimètres, dans la ligne mamillaire, 9 centimètres dans la ligne épigastrique, il n'y a pas d'œdème.

Nous avons pû observer des modifications analogues sur la malade qui fait l'objet de l'observation suivante, qu'il nous a paru intéressant de rapprocher de celle de M. Cüffer.

Obs. IV (personnelle). — Hypertrophie du cœur sans lésions d'orifices. Bruit de galop. Albuminurie. Type respiratoire de Cheyne-Stoke. Autopsie.

M.... Etiennette, âgée de 83 ans, entre dans le service de M. Potain, à l'hôpital Necker, salle Sainte-Anne, n° 20, le 24 juin 1875. Elle n'a jamais eu un jour de maladie jusqu'en 1871, elle a souffert alors, à la suite des privations du siége, d'une diarrhée qui persista cinq ou six mois et l'affaiblit beaucoup. Depuis longtemps elle est sujette à des accès de céphalalgie non accompagnés de vomissements. Il y a six mois, elle vit apparaître pour la première fois de l'œdème autour des malléoles, et depuis l'enflure a gagné progressivement toute l'étendue des membres inférieurs.

Depuis deux mois environ elle souffre fréquemment de violents accès d'oppression auxquels elle n'était pas sujette jusqu'ici ; les nuits sont devenues mauvaises et l'appétit a disparu ; mais elle n'éprouve ni dégoût pour la nourriture ni vomissements. La malade ne s'est pas alitée avant son entrée à l'hôpital, quoiqu'elle pût à peine marcher. Pas de troubles de la vue. Elle n'a pas remarqué de changements dans les fonctions urinaires.

25 juin. — On est frappé en arrivant auprès de la malade par son oppression et par le rhythme de la respiration. Elle présente très-accentué le phénomène de Cheyne-Stoke; le cycle complet dure une minute environ, la période de suspension étant de vingt secondes. — Tout le système veineux présente des symptômes de stase. On observe de plus, surtout pendant la période de suspension de la respiration, des battements très-forts dans la région latérale du cou ; toute la région ondule sous l'impulsion de la jugulaire, le battement alterne d'une façon très-nette avec le pouls radial et précède également le battement carotidien.

La pointe du cœur bat très en dehors du mamelon, presque dans la ligne verticale du bord antérieur de l'aisselle, le choc n'est pas très-intense. La matité précordiale est très-étendue, la matité absolue région découverte du cœur), a environ 7 centimètres de diamètre ; les dimensions de la matité sont de 18 centimètres sur le bord droit du cœur, de 12 centimètres le long du bord gauche du sternum.

Les bruits du cœur complètement masqués par la respiration sont entendus assez nettement pendant la période d'arrêt respiratoire. On ne trouve nulle part de souffle ; les deux bruits normaux sont bien frappés ; dans la région de la pointe on perçoit nettement un bruit de galop.

Le pouls est régulier, petit, à 96 pulsations.

Les poumons ne présentent pas d'altérations notables. Le foie assez volumineux, est douloureux à la percussion.

L'urine examinée immédiatement après l'émission, est foncée, légèrement trouble (teinte de bouillon fort), et donne par la chaleur et l'acide nitrique, employés isolément un précipité floconneux peu abondant indiquant cependant la présence de l'albumine en quantité notable.

Diagnostic. Néphrite interstitielle. Hypertrophie cardiaque consécutive.

Soir, même état. Pouls 90. La respiration présente toujours le même type, la moyenne des respirations pendant la période respiratoire (45 secondes) est d'environ 36. La malade urine très-peu.

Le 26. P. 96. — La nuit a été très-mauvaise, la malade ne pouvait pas dormir s'agite, se plaint continuellement, l'oppression va le matin jusqu'à l'orthopnée, la respiration conserve le même type. (3 dragées de bromure de camphre de 0,20.)

Soir. — La respiration est un peu moins gênée, le bruit de galop à peine marqué.

Le 27. P. 90. — Nuit un peu moins agitée, mais encore peu de sommeil. Pas de changement à noter.

Le 28. — L'oppression diminue, mais la respiration conserve le même caractère. Il y a moins de gêne de la circulation, les battements veineux sont moins marqués. (5 dragées bromure de camphre.)

Le 29. — La nuit a encore été agitée, la malade ne dort pas, se lève, urine sur le parquet sans avoir bien conscience de ses actes. Même type resp. Pouls 96, petit, régulier.

Les bruits du cœur étudiés pendant les intervalles d'apnée à l'oreille et au stéthoscope à tuyaux flexibles, offrent un type particulier. Au premier abord on croit entendre un dédoublement du second bruit ; en analysant avec soin les différents bruits, on constate que le second bruit est net et simple, mais comme il est plus fort et mieux frappé que le premier il fait l'impression d'un bruit systolique.

Le bruit surajouté est situé dans le grand silence à intervalle à peu près égal entre le second et le premier bruit ; le triple bruit représente une mesure à trois temps presque réguliers.

Les battements veineux assez marqués alternent avec les battements carotidiens.

30. — Rien de changé au cœur et à la respiration, toujours peu de sommeil, un peu moins d'agitation.

2 *juillet*. — La nuit a été meilleure, le pouls régulier est à 72 pulsations. La période d'apnée atteint 25 secondes. Le bruit de galop très-marqué s'entend même pendant la période respiratoire, le second bruit toujours plus fort que les autres. L'urine est toujours albumineuse et rare.

Le 3. P. 84. Le triple bruit persiste avec les mêmes caractères, il est entendu dans toute la région précordiale sans prédominance marquée d'un des deux premiers bruits à droite, tous deux sont du reste assez faibles.

Pendant les deux ou trois jours qui suivent, la malade se trouve un peu mieux, dort et mange un peu, mais sans changement objectif marqué.

Le 7, à la visite on la trouve beaucoup plus souffrante, les veines du cou sont continuellement distendues et offrent des battements moins accusés ; le triple bruit persiste, l'oppression est extrême (suppression du bromure, café, potion cordiale).

Le lendemain elle se trouve mieux la nuit n'a pas été mauvaise, la respiration est moins gênée, la parole facile. Dans la nuit du 9 au 10, son état empire rapidement, elle est prise tout d'un coup d'hémoptysies (crachats hémoptoïques), et le matin à la visite on la trouve à moitié assise et respirant avec la plus grande difficulté. L'examen de la poitrine fait découvrir en arrière à la base du poumon gauche, un foyer de matité peu étendu, avec râles souscrépitants et crépitants sans souffle. Le type de Cheyne-Stoke et le triple bruit cardiaque persistent.

Le soir la malade a les extrémités cyanosées et froides, le pouls à peine sensible, mais conserve encore sa connaissance. Elle meurt dans la soirée.

Autopsie le 12 juillet. Tout le cœur et l'aorte sont gorgés de caillots agoniques noirs. Le cœur lavé et débarrassé de ses caillots pèse 670 grammes, et mesure transversalement 14 centimètres, de l'origine de l'artère pulmonaire à la pointe 11 centimètres.

L'oreillette droite est assez spacieuse pour contenir le rein du sujet, mais la dilatation n'est cependant pas extrême. L'auricule droite est très-développée. L'oreillette gauche plus dilatée que la droite, a des parois notablement épaissies.

Le jeu des valvules paraît normal, l'expérience classique permet d'obtenir pour la valvule mitrale, comme pour la triscupide une occlusion complète. La valvule tricuspide est légèrement épaissie sans rétraction, l'orifice de l'artère pulmonaire normal.

Les parois du ventricule droit, très-fermes, épaisses de 4 à 5 millimètres, ont leur coloration normale.

La valvule mitrale est épaissie sur son bord libre, sans adhérence des valves entre elles ; à la base de la plus grande des deux valves se trouve une plaque d'athérome. L'orifice aortique est normal sauf un léger épaississement des valvules sygmoïdes. L'aorte est très athéromateuse ; à partir de la naissance du tronc brachiocéphalique elle est couverte de plaques épaisses en parties ulcérées ; l'athérome se continue dans l'aorte descendante.

Les parois du ventricule gauche épaissies et fermes sans trace apparente à l'œil nu de dégénérescence graisseuse, présentent à la partie moyenne une épaisseur de 48 millimètres.

La mensuration des orifices donne les dimensions suivantes : Valvule tricusp. 12 cent.; orifice pulmon. 87 millim.; orif. mitral, 10 cent.; vr. aort. 7 cent.

Le poumon droit œdémateux est splénisé à la partie supérieure ; le gauche outre ces altérations présente à la base un foyer d'hémorrhagie pulmonaire ayant une hauteur de 6 à 8 cent.

La rate est ferme et très-petite.

Le foie congestionné, d'aspect muscade, mais de consistance normale.

Les reins peu volumineux ont à peine 10 cent. de longueur, leur poids respectif est de 100 et 125 gr., le droit offre un kyste périphérique de la grosseur d'une noisette ; adhérence très-prononcée de la capsule, surface granuleuse parsemée de petits kystes ; vascularisation exagérée des étoiles de Verheyen. Sa consistance est peu augmentée, la substance corticale d'un blanc jaunâtre à la coupe, est piquetée de points rouges qui indiquent une vascularisation exagérée des glomérules de Malpighi. La substance médullaire est injectée et violacée.

Le rein gauche plus déformé et plus petit, offre plusieurs gros kystes ; la capsule est très-adhérente, la surface granuleuse. La substance corticale manifestement atrophiée à la périphérie a pris un développement considérable entre les pyramides.

Comme on le voit, le bruit surajouté présentait, dans

ce cas, des modifications particulières. Il était plus net, plus frappé que ne le sont d'ordinaire ces sortes de bruits, se distinguait à peine comme timbre du bruit systolique, très-faible il est vrai dans ce cas, donnait, en un mot, beaucoup plus l'impression d'un dédoublement du premier bruit. De plus, il n'avait pas son maximum d'intensité au point ordinaire, mais était entendu avec autant de netteté à l'extrémité inférieure du sternum qu'à la pointe, sans changement appréciable dans l'intensité relative des bruits.

On peut enfin voir le triple bruit devenir irrégulier et ne pas être entendu à tous les battements du cœur. Tantôt il ne se fait entendre que de temps à autre dans un battement plus énergique, ou reparaît sous l'influence d'un exercice un peu animé (obs. 2). Tantôt, au contraire, ce sont les battements normaux qui font exception. On observe ce fait, d'après les observations de M. Potain, lorsque après plusieurs battements rapides, accompagnés de bruit de galop, il se fait au cœur un silence prolongé ; le battement qui suit ce silence a un premier bruit simple.

Enfin, un fait intéressant est de voir ce rhythme soumis, dans certains cas, à l'influence des mouvements respiratoires, le bruit de galop se faisant entendre régulièrement pendant l'expiration, pour disparaître pendant la période inspiratoire (obs. 7), ou étant entendu surtout entre l'inspiration et l'expiration (obs. 1).

Une influence bien plus directe encore est exercée sur la production du bruit normal par l'état de la circulation. Sans vouloir chercher à préciser ici toutes ces conditions, il est bon, pour être complet, de signaler quelques faits sur l'interprétation et la valeur desquels

nous aurons à revenir. Quelques phénomènes, observés avec le bruit de galop, paraissent indiquer l'existence d'un certain degré de gêne dans la circulation,
et de brusquerie dans les mouvements du cœur ; nous
entendons désigner surtout les battements jugulaires et
hépatiques sans insuffisance tricuspide si souvent notés
dans nos observations. Quelques jours de repos suffisent quelquefois, comme on l'a vu dans l'observation 1,
pour faire disparaître et le bruit et les battements.

Enfin, certaines conditions de fréquence paraissent
encore nécessaires à sa production. Il n'est évidemment
plus possible de distinguer le bruit anormal lorsque le
nombre des battements cardiaques présente une fréquence exagérée. Il est plus étonnant au premier abord,
mais non moins constant, de le voir également s'éteindre sans laisser de trace, lorsque, soit sous l'influence
de la digitale, soit par toute autre cause, le nombre des
battements cardiaques a un chiffre très-bas, 44 ou 48 par
minute, par exemple.

Sous l'influence d'une gêne extrême de la circulation,
il peut encore disparaître complètement, pour faire
place, le plus souvent, à un souffle systolique qui disparaît à son tour lorque l'équilibre se rétablit (obs. 6).

En résumé, le bruit anormal du rhythme de galop
peut présenter des modifications nombreuses et variées.
Il y a une infinité de degrés entre un premier bruit
simplement indistinct et traîné, et le triple bruit si net
de l'observation 4, où le bruit surajouté est aussi distinct que le premier bruit. Mais, ainsi que le montrent
certaines de nos observations, toutes ces modifications
peuvent être observées chez le même malade, parfois
dans l'espace de quelques jours. Il s'agit donc bien de

modifications d'un même phénomène.—Du reste, malgré tous ces changements, un caractère demeure identique tant qu'il reste trace d'un bruit anormal ; c'est le rhythme particulier du galop, dont l'oreille s'empare aisément avec un peu d'exercice, et dans la production duquel la nature spéciale du bruit surajouté n'offre qu'une importance tout à fait secondaire.

CHAPITRE II.

NATURE ET MECANISME.

Lorsque l'auscultation du cœur fait entendre outre
les bruits normaux, un troisième bruit ayant à peu
près les caractères de l'un d'eux, on est naturellement
porté à attribuer ce dernier à un dédoublement. Il exis-
terait, dans le cas particulier, un dédoublement du
premier bruit ; c'est-à-dire que, par suite du défaut
d'isochronisme dans la systole des ventricules droit et
gauche, les bruits dus au choc des valvules tricuspide et mitrale se feraient entendre isolément et successivement.

Cette façon d'interpréter le triple bruit qui constitue
le bruit de galop a été adoptée en effet par M. Sibson (1)
qui a cherché à lui donner une explication théorique.
L'observation principale de l'auteur, la seule où les
phénomènes stéthoscopiques soient analysés et décrits,
différant des nôtres sur quelques points importants,
nous pensons devoir la donner ici textuellement avec
les réflexions qui la suivent. Nous verrons ensuite si la
théorie proposée par l'auteur peut s'appliquer aux faits
que nous avons observés.

(1) Influence of Bright's disease on the heart and the arteries by
Fr. Sibson. *The Lancet*, 1874, p. 437 et 505.

Obs. V. — Fr. Sibson, loc. cit.

H. B...., maçon, âgé de 30 ans, entre le 28 janvier 1874 au College-Hospital, dans le service du docteur Wilson Fox. C'est un homme vigoureux, habituellement bien portant ; il n'a jamais eu ni scarlatine, ni rhumatisme, ni syphilis ; il buvait environ quatre pintes de bière par jour, et parfois un verre de liqueur.

Le 11 janvier, après avoir été toute la journée exposé au froid et à l'humidité, il éprouva le soir de la céphalalgie et les symptômes habituels d'un refroidissement, perdit l'appétit, eut quelques vomissements ; puis les jambes et la figure commencèrent à enfler. Il continua à travailler, mais le malaise alla en s'aggravant, et, le quatorzième jour, il éprouva des vertiges trop forts pour continuer son travail. L'urine était rare, l'anasarque modérée.

Lorsque je vis le malade, le 30 janvier, on entendait dans la région des ventricules, de l'aorte et de l'artère pulmonaire, un dédoublement très-distinct du premier bruit. Le bruit se propageait en haut jusqu'au premier cartilage costal, en bas jusqu'au huitième, et avait son maximum d'intensité au-dessous et en dedans du mamelon. En appliquant la main sur la région située à droite de l'extrémité supérieure du sternum, on sent, surtout dans le second espace intercostal, au niveau de la naissance de l'aorte, un battement distinct coïncidant avec le second bruit. L'aorte, distendue, s'étend à droite au delà de ses limites normales en déplaçant le poumon. A l'oreille, le second bruit est éclatant et métallique, le premier étant sourd, mais double. Le battement de la pointe est perçu dans le cinquième espace. Trois jours plus tard le malade devint aveugle et tomba dans le coma ; sous l'influence d'une saignée de 12 onces le pouls radial, auparavant tendu, devint plus mou. L'impulsion produite par le choc artériel était encore perçue dans le premier et le deuxième espace à droite du sternum, le second bruit restait éclatant et métallique. Le principal changement objectif était la diminution de l'aire de perception du premier bruit, qui était limité au septum et au ventricule droit et se perdait à la pointe et à l'origine des vaisseaux. Douze jours plus tard, le dédoublement du premier bruit était limité au septum et à la moitié gauche du ventricule droit. En appliquant une des extrémités du stéthoscope double sur l'extrémité inférieure du sternum et l'autre sur la pointe, le premier bruit est entendu double, quoiqu'il soit simple lorsqu'on ausculte séparément chacun de ces deux points. Le premier de ces deux bruits avait son maximum au niveau du ventricule droit, le second à la pointe. Trois semaines après le pouls radial était moins tendu, le second bruit (bruit aortique) avait les mêmes caractères que précédemment. Le dédoublement du premier bruit était entendu de nouveau dans toute l'étendue de la région précordiale. Le second premier bruit avait son maximum au niveau du ventricule droit et de l'artère pulmonaire, le premier premier bruit au ventricule gauche et à l'aorte. Ainsi le second premier bruit était dû au ventricule droit, le premier premier bruit étant produit par le ventricule gauche et l'aorte.

Le 14 mars, le battement diastolique n'était perçu à l'aorte qu'à la fin de l'expiration. Le malade étant soumis à l'influence du nitrite d'amyle, le dédoublement du premier bruit devint moins marqué, le second bruit moins métallique, et le tracé sphygmographique perdit l'ampleur caractéristique de la tension et présenta une courbe à sommet aigu. Ainsi l'influence du nitrite d'amyle fit diminuer la tension vasculaire, et avec elle le dédoublement du premier bruit.

Après quelques réflexions sur l'exagération de la tension artérielle constatée dans ce cas, sur le battement communiqué à la paroi thoracique par le choc en retour de l'ondée aortique, et sur l'intensité du second bruit, M. Sibson ajoute :

« Le dédoublement du premier bruit était entendu dans ce cas dans une étendue considérable. Les deux premiers bruits étaient bien définis, nettement séparés et remarquables par leur clarté. Le dédoublement avait son maximum d'intensité au niveau du septum, mais chacun des deux bruits avait son maximum propre sur un point différent. Le premier des deux bruits était plus fort que le second au niveau du ventricule droit et de l'artère pulmonaire, tandis qu'au contraire le second était plus fort au niveau du ventricule gauche ! »

Enfin la théorie proposée par l'auteur pour expliquer le dédoublement est la suivante : « Grâce à la résistance offerte par la tension artérielle à l'expulsion de son contenu, le ventricule gauche continue sa contraction plus tard que le droit, auquel l'artère pulmonaire offre une résistance moindre. Le choc du premier bruit est entendu à la fin de la contraction du ventricule, (droit ?) le choc systolique correspond à la cessation du premier bruit. »

Nous avons respecté scrupuleusement le texte de

M. Sibson où certains points restent pour nous obscurs. Ainsi dans le cours de l'observation il attribue d'abord explicitement au ventricule droit la production du second premier bruit ; quelques jours plus tard c'est le premier des deux bruits qui a son maximum au niveau du ventricule droit et de l'artère pulmonaire. Il semblerait donc qu'il y eût interversion dans l'ordre de succession des bruits et l'explication de l'auteur ne s'applique qu'au dernier des deux faits. Cette théorie est du reste singulière ; on comprend que l'excès relatif de tension dans le système aortique produise un dédoublement du second bruit en accélérant l'occlusion des valvules sigmoïdes de l'orifice aortique. Tel est le mécanisme qui, d'après les recherches de M. Potain, paraît agir dans les cas de rétrécissement mitral si fréquemment accompagné du dédoublement en question. Mais, si la même cause produisait un dédoublement du premier bruit, elle devrait, semble-t-il, agir également en accélérant l'occlusion de la valvule mitrale, et non en la retardant comme le veut l'auteur. La prolongation de la durée de la systole du ventricule gauche, supposée par M. Sibson, ne peut logiquement être considérée comme cause de retard pour le premier bruit que si l'on admettait que celui-ci coïncidât avec la fin de la systole ventriculaire, théorie incompatible avec les faits constatés par l'observation directe. Ce retard devrait par contre produire un dédoublement du second bruit qui n'existait pas. L'auteur, qui du reste a trouvé le dédoublement du second bruit plus souvent que celui du premier (6 fois sur 11 cas de maladie de Bright dont une fois avec dédoublement du premier bruit), a cherché à concilier avec sa théorie l'absence de ce dédoublement dans le cas cité et dans un ou deux cas analogues. La tension artérielle qui prolonge la contraction du ventricule accélérerait assez d'après lui le reflux de l'ondée sanguine pour que l'occlusion des valvules sigmoïdes aortiques et pulmonaires restât simultanée.

Comme on le voit, la théorie de M. Sibson ne repose, par bien des points, que sur des hypothèses hasardées. Il existe du reste entre son observation et la plupart des nôtres des différences importantes, qui ressortent de prime abord de leur comparaison. Dans les cas exceptionnels où le bruit surajouté est assez distinct, assez analogue au premier bruit pour faire admettre l'idée d'un dédoublement, il n'a jamais été possible à M Potain d'assigner nettement à chacun des deux bruits, comme on le voit dans l'observation de M. Sibson, un foyer d'auscultation distinct. On note ainsi, dans l'observation IV, où cette recherche avait été faite avec un soin particulier, que les deux bruits, très-distincts, conservent dans toute la région précordiale les mêmes rapports d'intensité sans présenter de maximum distinct.

Du reste, s'il est difficile dans les cas de ce genre de repousser l'idée d'un dédoublement, il n'en est plus de même dans la grande majorité des cas. Il suffit d'écouter avec attention le bruit sourd, mal défini, qui précède le choc de la pointe, de le comparer avec le premier bruit normal qui e suit pour se convaincre qu'il ne s'agit pas de bruits de même nature. Les détails dans lesquels nous sommes entré déjà sur le caractère, les modifications, le mode de transmission de ce bruit anormal montrent des caractères complètement incompatibles avec l'idée d'un claquement valvulaire. Cela est d'autant plus vrai qu'il faudrait nécessairement, dans l'hypothèse d'un dédoublement, attribuer au ventricule droit et à la valvule tricuspide le premier bruit produit, alors que le raisonnement et l'observation s'accordent pour attribuer au retentissement systolique de la valvule tricuspide un timbre plus clair, et une tonalité plus élevée, qu'à celui du cœur gauche.

Un autre point sépare nettement le bruit de galop des dédoublements, c'est l'étude des formes atténuées, du mode de transition de chacun de ces bruits dans le retour à l'état normal. Lorsqu'un dédoublement tend à disparaître, on voit les deux bruits se rapprocher de plus en plus et se confondre sans perdre en rien de leur intensité. Au contraire il est souvent facile de constater, chez un malade atteint primitivement d'un bruit de galop des plus nets, un affaiblissement progressif du bruit anormal. Ce dernier ne se déplace pas ; il continue à précéder le premier bruit dont les caractères persistent, et l'oreille continue à le percevoir toujours au même point de la révolution cardiaque alors même que, sur le point de disparaître, il n'existe plus qu'à l'état de vestige, de soulèvement vague, et que l'oreille le devine plutôt qu'elle ne le perçoit en temps que sensation auditive.

Enfin un argument absolument préremptoire nous est fourni par un fait, rare il est vrai, mais que M. Potain a observé dans quelques cas et qu'il nous a fait constater. On entend parfois, avec un bruit de galop bien distinct et constant, le dédoublement normal du premier bruit dû à l'influence des mouvements respiratoire, et qui s'entend à la fin de l'expiration et au commencement de l'inspiration. Il est évidemment impossible dans ce cas d'attribuer à la même cause le bruit anormal.

L'idée d'un dédoublement devant donc être écartée d'une façon générale, il faut chercher ailleurs l'explication du bruit anormal. En analysant les actes de la révolution cardiaque correspondant à la période où se produit ce dernier, on n'en trouve que deux : la diastole ventriculaire et la systole de l'oreillette. Dans les conditions ordinaires de la circulation, et en l'absence d'altérations organiques du cœur, ni l'un ni l'autre de ces facteurs n'est accompagné de phénomènes tactiles ou acoustiques qui puissent lui être attribués. Cependant M. Charcelay a rapporté un exemple de triple bruit dans lequel le bruit anormal, qui précédait le bruit valvulaire, paraissait dû à la systole auriculaire. La possibilité de ce fait dans des cas exceptionnels a été admise dèslors par différents auteurs et entre autres par MM. Barth et Roger. Différents phénomènes observés dans les cas où le cœur présentait le bruit de galop paraissent indiquer manifestement une exagération dans l'action de l'oreillette et des modifications non moins importantes dans l'acte de la diastole ventriculaire ; nous trouverons dans l'étude de ces différents faits les éléments de l'explication que nous cherchons.

Nous avons déjà signalé en passant les battements des veines du cou qu'on trouve indiqués dans la plupart de nos observations. C'est surtout sur les veines jugulaires superficielles que le soulèvement est apparent et l'étude de ce phénomène permet de le rapprocher des oscillations physiologiques des mêmes veines, dont M. Potain a signalé l'existence chez certains sujets.

Comme chez ces derniers on observe à chaque révo-

lution cardiaque deux soulèvements brusques et de
courte durée dont le principal alterne nettement avec
le pouls. Dans les cas normaux l'œil perçoit surtout le
brusque affaissement qui coïncide avec la diastole ventriculaire; au contraire, dans nos observations l'exagération du phénomène normal rend le soulèvement
beaucoup plus net; il y a distension de la veine par la
propagation d'une onde centrifuge et le battement
persiste alors même que le cours du sang est momen-

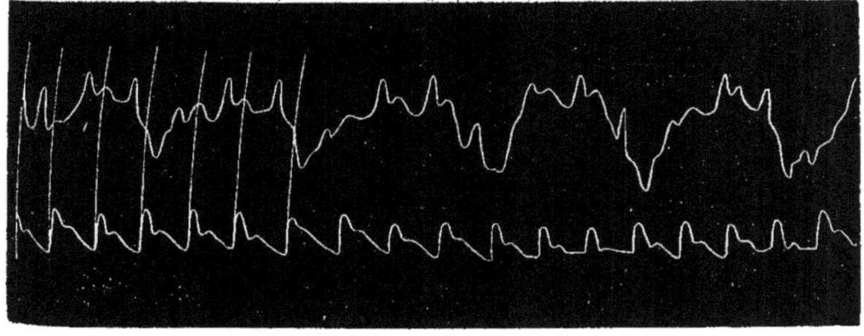

FIG. 1.

Hypertrophie du cœur. Bruit de galop. Jugulaire externe
et pouls radial (obs. 7).

tanément interrompu à la partie supérieure de la veine.
La nature de ce fait est nettement démontrée par l'étude
du tracé que nous donnons ici. Il est facile de se convaincre par l'examen de ce tracé, que le soulèvement
qui alterne avec le pouls occupe exactement la place
du soulèvement présystolique normal, mais avec une
exagération évidente. Il montre également la différence
fondamentale qui existe entre ces battements et le pouls
veineux vrai de l'insuffisance, le premier caractérisé
par un soulèvement présystolique brusque et court, le
second par un soulèvement systolique et tenu pendant

toute la durée de la systole. Enfin le tracé comparatif
ci-joint qui ne reproduit évidemment que le soulèvement

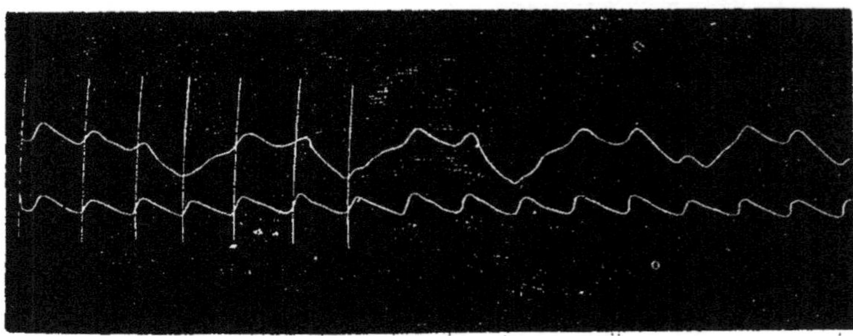

FIG. 2.

Hypertrophie du cœur sans bruit de galop. Région de la
jugulaire et pouls radial.

passif imprimé à toute la région par la pulsation caro-
tidienne, montre que le caractère des premiers n'appartient pas à toutes les formes d'hypertrophie.

Un phénomène absolument analogue au battement
des jugulaires, mais moins apparent et moins facile à
analyser est observé quelquefois du côté du foie. L'augmentation de volume de cet organe dont le bord dépasse
souvent de deux ou trois travers de doigt le rebord
costal permet à la main de percevoir des battements
hépatiques ayant le même caractère distinctif que les
battements jugulaires. On observe, en effet, dans ces cas,
un soulèvement rapide, précédant le pouls d'un intervalle très-appréciable et bien distinct des phénomènes
observés dans le cas d'insuffisance tricuspide où la
distension du foie est progressive et peu sensible à la
main qui perçoit surtout le retrait brusque qui coïncide
avec la diastole ventriculaire.

Ces deux signes indiquent de la façon la plus nette
une exagération dans l'action de l'oreillette droite, fait

expliqué dans un certain nombre d'autopsies par l'hypertrophie des parois de cet organe. C'est à une modification analogue dans la contraction de l'oreillette gauche, qu'on peut rapporter le soulèvement qui précède souvent à la région ventriculaire gauche le choc de la pointe, et que nous avons signalé plus haut.

Ce soulèvement, qui, lorsque les espaces intercostaux ne sont pas masqués par l'épaisseur de la couche adipeuse sous-cutanée, peut être perçu dans toute l'étendue de la paroi thoracique située entre le bord gauche du sternum et le mamelon, est le plus souvent marqué surtout dans le troisième espace intercostal, où le bruit de galop présente également son foyer d'auscultation. Chez certains malades on peut le voir dans deux ou trois espaces consécutifs, et l'œil distingue dans toute la région précordiale une ondulation suivie du battement normal de la pointe. La main appliquée en ce point perçoit également un soulèvement assez brusque, mais qui ne donne cependant pas comme le choc de la pointe la sensation d'un battement net et limité.

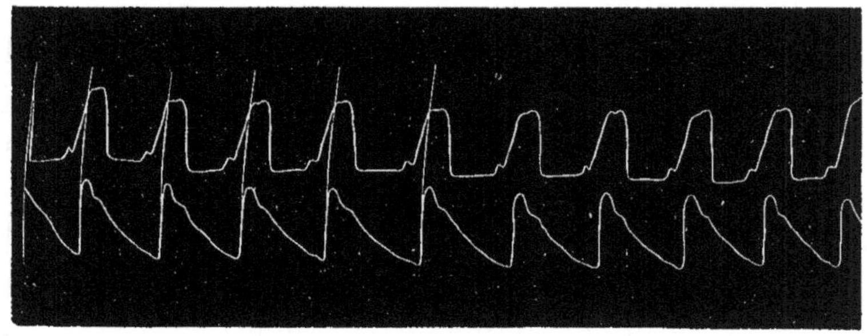

Fig. 3.

Hypertrophie du cœur. Bruit de galop. Tracés du cœur
et du pouls (obs. 7).

Le tracé obtenu dans ces conditions montre, en effet,

immédiatement avant l'ascension brusque due à la systole ventriculaire, un soulèvement distinct qui représente, en l'exagérant, un soulèvement qu'on trouve
indiqué à l'état physiologique et que les expériences de
M. Marey font rapporter à la systole auriculaire.

Rien de pareil n'existe dans le tracé du malade qui a
fourni déjà le second de nos tracés; on retrouve à peine
ici dans deux ou trois des battements cardiaques, l'indi-

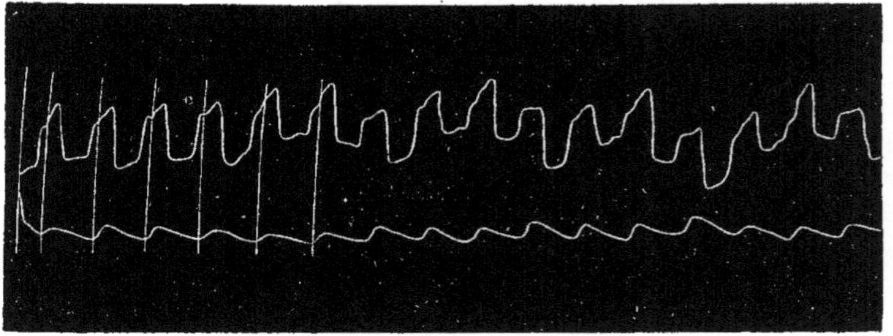

FIG. 4.
Hypertrophie du cœur sans bruit de galop. Cœur et pouls radial.

cation du phénomène normal si constamment exagéré
dans le tracé précédent.

Le bruit anormal qui accompagne ces modifications
des mouvements du cœur, paraît dépendre directement
de ces dernières. On trouve réunies, dans ces faits, les
conditions les plus favorables à la production et à la
transmission d'un bruit de ce genre.

On observe, en effet, d'une part, une augmentation
de volume du cœur, due surtout d'abord à la dilatation
de ses cavités, plus tard à l'hypertrophie de ses parois.
Le cœur vient par le fait de cette augmentation de volume se mettre en rapport immédiat avec la paroi thoracique par des points qui en étaient séparés auparavant

par une lame de poumon, comme le démontre l'augmentation d'étendue de la zone de matité absolue. Or, c'est au niveau de cette partie découverte que se trouve le maximum habituel du bruit de galop.

D'autre part, les faits que nous avons présentés montrent que les effets de la contraction auriculaire se font sentir avec une énergie et une brusquerie plus grandes qu'à l'état normal, et ils autorisent à attribuer à cet acte la production du bruit anormal.

L'oreillette n'étant pas toujours hypertrophiée il faut, pour comprendre que son action puisse devenir aussi marquée, admettre que le mode de la diastole ventriculaire joue un certain rôle dans ces faits, et que le ventricule n'est pas complètement distendu par le sang au moment où l'oreillette entre en contraction. Il est, du reste, des cas où la localisation chronologique du bruit anormal ne permet pas de le rapporter à la période présystolique et, par conséquent, à la systole auriculaire; ce sont les faits où le bruit anormal apparaît presque au début de la diastole. Comme, malgré ses changements d'intensité et de caractère, l'oreille y trouve cependant toujours un phénomène de nature identique, il faut bien admettre que, d'une façon générale, c'est à la pénétration brusque du sang dans le ventricule pendant la période diastolique, qu'appartient le rôle prépondérant dans la production du bruit de galop, et que cette modification est due le plus souvent à l'exagération des effets de la systole auriculaire. Pousser plus loin l'analyse, pour chercher à déterminer la cause première de ces modifications, serait se lancer dans la voie des hypothèses pures. Telle qu'elle est cette théorie rend, du reste, suffisamment compte des caractères habituels

du bruit anormal et permet d'expliquer certains faits
en apparence étranges.

On comprend la disparition constante du bruit de
galop lorsque les battements cardiaques se ralentissent
outre mesure. La durée de la période diastolique augmentant aussi, l'équilibre a le temps de s'établir entre
l'oreillette et le ventricule avant le début de la systole
auriculaire qui trouve le ventricule déjà plein. Il en est
de même dans les cas où le bruit de galop disparaît,
dans la pulsation qui suit un arrêt momentané des pulsations cardiaques.

Un fait analogue se produit dans les cas où l'on voit,
sous l'influence d'une gêne extrême de la circulation,
la dilatation cardiaque atteindre un degré excessif en
même temps que le bruit de galop cesse de se faire entendre. L'énergie des mouvements diminue en raison
de l'amincissement de ses parois ; le ventricule ne pou-
vant pas expulser tout son contenu est rapidement
rempli dès le début de la diastole. C'est dans ces conditions qu'apparaît souvent un souffle systolique, indice
de l'insuffisance relative amenée par la même cause.

Les conditions opposées s'observent dans les cas lé-
gers où le bruit de galop n'est pas constant. On voit
alors le bruit anormal s'accentuer lorsque des conditions
particulières viennent augmenter l'énergie des mouvements cardiaques ou l'importance relative de certains
d'entre eux. C'est ainsi qu'un exercice musculaire peut
faire reparaître le bruit de galop presque instantanément. (Obs. 2.) C'est de la même façon qu'on peut interpréter également les faits où le bruit de galop n'est
entendu que pendant la période expiratoire. Pendant
l'inspiration, l'appel produit par le vide virtuel de la ca-

vité thoracique se fait sentir également sur le cœur et facilite l'afflux du sang dans ses cavités ; l'absence de ce facteur pendant l'expiration peut donner à l'action de l'oreillette une influence prédominante.

La plupart de ces modifications se retrouvent successivement dans l'histoire d'un malade que nous avons pu observer pendant quelques mois et dont nous donnerons ici l'observation.

Obs. VI. (personnelle) — Néphrite interstitielle. Hypertrophie du cœur. Bruit de galop. Marche chronique avec poussées subaiguës accompagnées d'anasarque généralisée. Pleurésie.

Gabriel R..., âgé de 53 ans, peintre de lettres, entre dans le service de M. Potain, n° 15, salle Saint-Louis, le 6 février 1875. Sa santé a toujours été excellente jusqu'à ces dernières années ; il n'a jamais eu d'accidents saturnins mais a commis autrefois de fréquents excès alcooliques. Depuis 7 à 8 ans il est court d'haleine, se fatigue vite, éprouve une soif presque continuelle et présente une grande susceptibilité au froid qui provoque facilement des accès d'étouffements ; il éprouve fréquemment aussi des maux de tête intenses et persistants. Il éprouve également depuis longtemps quelques symptômes de polyurie, urine très-souvent même la nuit. Depuis trois mois tous ces symptômes se sont accentués, en particulier les accès d'étouffements qui reviennent très-souvent et spontanément jour et nuit. Il a travaillé jusqu'au 5 février, mais fut pris en travaillant d'un accès d'étouffement si violent qu'il dut se mettre au lit et se décider à entrer le lendemain à l'hôpital. Depuis une huitaine il avait les jambes enflées tous les soirs, mais le matin l'œdème avait disparu. L'appétit s'est conservé jusqu'au bout, il a fréquemment des pituites le matin, mais jamais de vomissements alimentaires, et est habituellement constipé.

Il présente à son entrée à l'hôpital un teint jaunâtre pâle ; la figure est un peu bouffie ; il est très-oppressé, haletant et a de la peine à parler. On trouve à la poitrine à la base du poumon droit des signes de congestion et d'œdème pulmonaire ; la sonorité est normale dans le reste de la poitrine où l'on n'entend que quelques râles disséminés de bronchite ; emphysème peu marqué des sommets.

Le cœur, volumineux, fait entendre un bruit de galop bien marqué, sans souffle.

L'urine, claire et abondante, contient des traces d'albumine.

Le diagnostic posé fut néphrite interstitielle, bronchite et congestion pulmonaire.

Sous l'influence du traitement (kermès, eau de Sedlitz), le

malade fut pris au bout de deux jours d'une diarrhée assez abondante, sous l'influence de laquelle son oppression parut diminuer. Une semaine après son entrée (13 février), on trouve pour la première fois les bruits du cœur nets, sans bruit de galop; la diarrhée a cessé, l'urine rendue depuis la veille atteint près de deux litres, elle contient encore des traces d'albumine.

Le 16 février, le bruit de galop reparaît et l'urine contient plus d'albumine qu'à l'entrée (2 gr. 20 par litre); dans la journée, B... est repris d'une diarrhée séreuse abondante, l'oppression est devenue assez forte pour nécessiter l'application de 20 ventouses sèches qui le soulagent momentanément.

20 février. Depuis hier les jambes sont un peu enflées et l'œdème persiste ce matin autour des malléoles, la nuit a été mauvaise, l'oppression est très-pénible, congestion pulmonaire plus marquée à droite. (Ventouses sèches.) Les bruits du cœur deviennent plus sourds et éloignés, mais le bruit de galop est encore sensible, l'urine contient 3 grammes d'albumine par litre.

Le 21. — Epistaxis pendant la visite, c'est le troisième depuis huit jours ; l'oppression persiste. Les bruits du cœur assez sourds, réguliers, sans accélération considérable, conservent leur rhythme particulier. L'urine (1,500 cent. c.) contient aujourd'hui une proportion considérable d'albumine (8 grammes par litre), et 13 gr. d'urée (total 19).

Les deux jours suivants même proportion d'albumine, rien de nouveau au cœur.

Le 24 février, la quantité d'urine qui a diminué un peu depuis deux ou trois jours n'est que de 900 grammes, elle contient des flots d'albumine (17 grammes par litre et urée 16 grammes). La numération du sang faite avec l'appareil Malassez donne un nombre de globules de 2,800,000 par mm. cube.

Les jours suivants, la proportion d'albumine diminue rapidement, mais l'oppression augmente; le 28 février, albumine 4 grammes, oppression extrême.—Ventouses, calomel et scammonée.

Depuis le 1er mars, l'amélioration s'accentue progressivement malgré quelques retours d'oppression, la quantité d'urine varie entre un demi et deux litres, ne contenant que très-peu d'albumine.

Du 10 au 13 les battements du cœur se sont accélérés et on note une diminution sensible du bruit de galop. Le 15 mars, le malade est assez bien pour passer la plus grande partie de la journée hors du lit et descendre un peu au jardin. Cependant les phénomènes cardiaques persistent. Le 16 mars, la matité précordiale est étendue de 17 centimètres sur 13, la partie découverte de 10 centimètres sur 6. La pointe bat faiblement très en dehors du mamelon, le bruit de galop persiste, les battements des veines jugulaires sont exagérés, le foie augmenté de volume (14 et 9 centigrammes), mais ne présentant pas de battements sensibles.

A la fin du mois la circulation est de plus en plus gênée, le bruit de galop persiste, la quantité d'urine reste à peu près la même, elle contient toujours une petite quantité d'albumine.

Le 29, la pointe du cœur bat très en dehors dans la ligne axillaire, le foie, douloureux à la palpation, congestionné, donne une matité qui atteint 19 centimètres dans la ligne du mamelon, 14 centimètres à l'épigastre. Le malade, toujours oppressé, souffre surtout ces temps de céphalalgie frontale persistante avec vertiges et étourdissements.

Après lui avoir donné sans succès pendant une quinzaine l'iodure de potassium (0 gr. 25 par jour), on commence le 8 avril à lui donner en outre de la digitale (0 gr. 20 en infusion dans 500 grammes d'eau). L'oppression diminue dans les jours qui suivent, il se forme cependant dans la plèvre droite, sans réaction fébrile, un épanchement qui atteint en trois ou quatre jours le milieu de la fosse sous-épineuse.

Le 11 avril le bruit de galop entendu encore nettement la veille a disparu, le premier bruit est clair, bien frappé ; le lendemain le bruit anormal reparaît, mais on est surpris de trouver de plus à la région précordiale un peu au-dessus et en dehors du mamelon un frottement pleurétique assez fort, sans épanchement, survenu sans fièvre, sans recrudescence de l'oppression pendant que l'épanchement du côté droit diminue.

Le 19 ou ponctionne l'épanchement du côté droit qui a augmenté rapidement et remonte jusqu'au sommet de la poitrine, on retire 2 litres 1|4 de liquide rougeâtre contenant une proportion considérable de globules rouges (9,000 par mm. cube), les jours suivants l'épanchement se reproduit, mais lentement et le malade se trouve assez bien pour recommencer à se lever et à descendre. Le bruit de galop persiste, l'urine contient toujours de l'albumine en quantité assez variable.

Au commencement de mai l'épanchement a presque disparu, néanmoins il survient de nouveau une période d'oppression extrême, avec tendances à la syncope et lipothymies.

Le 8 mai, le pouls ne bat que 44 pulsations par minute, la respiration est à 36. Le bruit de galop encore noté la veille (le pouls étant à 108), a complètement disparu, il n'y a pas de bruit anormal, le cœur mesure 20 cent. de longueur sur 13. (Suppression K I. Lavement purgatif. — Café). Le lendemain le pouls est à 72, le bruit de galop reparaît, mais à l'état de vestige, l'oppression est moindre.

Le 15, le même phénomène se reproduit ; P., 48. R., 32. Quelques intermittences fausses du pouls, au cœur le bruit de galop a disparu. (Acétate d'ammoniac, 2 gr., extrait de quinquina.) Le 16, dicrotisme cardiaque marqué : toujours sans bruit de galop ; la pulsation faible ne se transmet pas toujours au pouls. Le soir, on entend de temps en temps à la pointe un souffle systolique. Les jambes sont œdématiées jusqu'aux genoux, toujours beaucoup d'albumine dans l'urine ; celle-ci est rare (400 gr. environ), couleur acajou.

Le 18. Le souffle d'insuffisance est entendu encore par moments ; il se produit irrégulièrement lorsque la systole coïncide avec le commencement de l'inspiration. Le soir, le souffle a disparu. On entend de nouveau assez nettement le bruit de galop. P., 96. Le lendemain, le bruit de galop est bien marqué, l'oppression diminue.

Dans les derniers jours de mai, l'urine devient de plus en plus rare, très-chargée d'albumine et l'œdème se généralise, gagne le scrotum, les membres supérieurs, puis le tronc, l'oppression est considérable. A partir du 8 au 10 juin commence une période d'amélioration, l'urine devient plus abondante, l'anasarque diminue insensiblement ; cependant du 10 au 14 juin l'oppression reparaît, l'épanchement de la plèvre droite atteint la fosse sus-épineuse. On entend au cœur le 14 juin un bruit de galop manifeste ; de plus à la pointe du sternum, on entend un léger bruit de souffle systolique qui ne devient sensible que pendant l'inspiration.

Le 17. Le bruit de galop a disparu, le souffle systolique s'est accentué, il a son maximum à la pointe du sternum et est toujours entendu surtout pendant l'inspiration ; les veines jugulaires sont distendues. On ponctionne la plèvre droite et l'on retire 1800 c. c. de sérosité citrine, le malade ne tousse pas, mais éprouve à la fin de l'opération une douleur diaphragmatique intense. Dix minutes après la ponction on constate, en l'auscultant, que le bruit de souffle cardiaque a complètement disparu, les veines jugulaires sont affaissées, le bruit de galop commence à reparaître. Dans les jours qui suivent et malgré la diminution de l'oppression, l'œdème augmente de nouveau. L'urine est foncée, rare, fortement albumineuse, les bruits du cœur deviennent plus sourds. A la pointe on retrouve le rhythme du bruit de galop, mais constitué par un roulement présystolique se continuant sans intervalle avec le premier bruit légèrement prolongé.

Le 27 juin. On recommence l'usage de la digitale, la diurèse devient plus abondante (1000 à 1200 gr. par jour) et l'anasarque diminue progressivement ; le 8 juillet, l'œdème des membres est diminué, le bruit de galop est entendu, mais faiblement et la proportion d'albumine beaucoup plus faible ; l'épanchement ascitique ne diminuant pas et gênant le malade par son volume, on le ponctionne le 10, on retire 9 litres de sérosité. Au 15 juillet l'amélioration persiste, l'œdème continue à diminuer.

CHAPITRE III.

Après avoir décrit le bruit de galop et cherché à indiquer autant que possible le mécanisme qui le produit, il nous reste à déterminer la signification pathologique de ce signe.

L'étude des modifications circulatoires qui l'accompagnent permet, ainsi que nous avons cherché à le montrer, de voir dans ce bruit l'exagération d'un phénomène normal ; aussi peut il parfois, même en pleine santé, se montrer à l'état de vestige. M. Potain l'a, en effet, observé quelquefois transitoirement, et à un degré très-léger, chez des sujets absolument indemnes de toute altération organique et sans troubles fonctionnels de l'appareil circulatoire.

Lorsque ce rhythme est au contraire bien marqué, qu'il se fait entendre pendant quelque temps d'une façon à peu près constante, il est toujours accompagné de troubles fonctionnels plus ou moins accusés, il devient en un mot un symptôme pathologique.

Les troubles circulatoires que l'on observe presque constamment font supposer tout d'abord que ce signe doit être rattaché à une lésion organique du cœur. Les faits ne permettent pas cependant de regarder aucune des altérations cardiaques, que l'on observe en effet, comme primitive. On constate dans la plupart des cas, à l'autopsie comme pendant la vie, une hypertrophie cardiaque ; mais si cette lésion atteint parfois un degré excessif (obs. 10), elle peut faire complètement défaut (obs. 16 et 18). Cette hypertrophie ne s'établit, du reste, d'une façon définitive qu'après une période, souvent très-longue, pendant laquelle on observe au cœur des alternatives d'augmentation et de diminution de volume, qui éveillent nécessairement l'idée de troubles secondaires. Or, aucune altération locale n'explique leur production, non plus que celle de l'hypertrophie. On voit, par nos observations, que, malgré la prédominance des troubles cardiaques, les signes d'altérations primitives et organiques des orifices, constatés pendant la vie, sont assez rares pour que ces lésions puissent être regardées comme de simples coïncidences. Sur les treize autopsies que nous possédons, on n'a trouvé que dans un cas (obs. 19) des altérations susceptibles d'entraver le fonctionnement normal des valvules sur une malade qui avait présenté, pendant la vie, des signes très-nets de rétrécissement et insuffisance mitrale. Sauf ce cas, et en négligeant la dilatation simple des orifices, on ne trouve que des lésions insignifiantes, épaississement léger du bord libre des valvules ou plaques d'athérome ; et on constate par les procédés classiques que le fonctionnement des valvules est normal. Enfin, on peut observer, comme le prouve l'observation 42, dont nous avons tiré les tracés 2 et 4, d'autres formes d'hypertrophie sans lésions d'orifices qui ne sont accompagnées ni du triple bruit, ni des phénomènes concomitants. On ne peut donc pas rattacher celui-ci à l'hypertrophie générale du cœur, encore moins à une hypertrophie des oreillettes qui manque le plus souvent.

Un symptôme auquel ce rhythme semble, au contraire, rattaché d'une façon constante, sinon directement du moins comme effet d'une même cause, est l'albuminurie. Dans les 40 observations que nous reproduisons ou résumons ici, ce symptôme n'a pas manqué une seule fois, et il n'a jamais fait défaut chez les nombreux malades sur lesquels M. Potain a eu occasion d'observer le bruit de galop. Parfois très-abondante, surtout lorsqu'il s'agit d'états aigus, l'albumine peut, au contraire, se montrer dans l'urine passagèrement et en traces à peine appréciables ; c'est même là le fait ordinaire pendant une période plus ou moins longue des cas où l'affection suit une marche chronique.

Il faut, dans les cas de ce genre, pour s'assurer de la présence de l'albumine, s'entourer de précautions minutieuses. Le choix du réactif n'est pas indifférent ; celui auquel M. Potain accorde la préférence, pour reconnaître dans les cas douteux les plus faibles traces d'albumine, est l'emploi combiné de la chaleur et de l'acide acétique. L'urine, préalablement filtrée lorsqu'elle n'est pas absolument limpide, est placée dans un tube dont on ne chauffe que la partie supérieure. Il se forme dans la partie chauffée un nuage dont l'opacité est en rapport avec la quantité de l'albumine, mais ce trouble est souvent si peu apparent qu'il est nécessaire de se placer à contre-jour et de faire détacher le tube sur un fond sombre pour distinguer l'opacité relative de la partie chauffée. Dans ces conditions, l'addition d'une goutte d'acide nitrique fait souvent disparaître le trouble, quelle qu'en soit la cause. Au contraire, l'addition d'acide acétique laisse subsister le nuage d'albumine, le rend même souvent un peu plus opaque, tandis qu'on voit disparaître instantanément, sous l'influence de l'acide, le trouble que la chaleur détermine dans certaines urines riches en sels phosphatiques.

Dans ces conditions, l'acide picrique, un des réactifs les plus sensibles de l'albumine, ne donne souvent que des résultats douteux; on pourrait donc se demander si c'est bien réellement à la présence de l'albumine qu'est due cette réaction. Nous n'oserions l'affirmer d'une façon absolue, et cependant comme on voit souvent cette réaction précéder ou suivre de très-près une albuminurie bien marquée, il y a de grandes probabilités en faveur de cette opinion. Du reste , si peu apparente qu'elle puisse être il ne s'agit pas là d'un fait banal ou accidentel.

L'examen des urines, pratiqué depuis le commencement de l'année chez la plupart de nos malades, à leur entrée dans le service, ne nous a montré cette réaction que chez les malades présentant un bruit de galop. Pour avoir plus de garanties encore, nous avons entrepris d'examiner le même jour, à ce point de vue, l'urine de tous les malades réunis dans une de nos salles, en nous entourant des précautions nécessaires. L'urine a été examinée immédiatement après avoir été émise directement dans un verre à expériences donné au malade au moment même. Nous avons appliqué uniformément aux 24 échantillons d'urine recueillis dans notre salle d'hommes le procédé indiqué. Dans 16 cas, l'urine est restée absolument limpide; un des malades de cette catégorie avait présenté (obs. I), à différentes reprises, la réaction cherchée, mais, lors de l'examen, le bruit de galop avait disparu depuis deux jours.

Quatre échantillons donnent par la chaleur un nuage

très-marqué qui disparaît instantanément quand on ajoute l'acide (sels phosphatiques).

Deux autres précipitent par la chaleur une quantité d'albumine assez considérable, expliquée chez l'un par l'existence d'une poussée subaiguë de maladie de Bright, chez l'autre par une péritonite subaiguë avec ascite considérable et cachexie avancée.

Enfin, dans deux cas la chaleur provoque la formation d'un nuage léger, à peine perceptible pour l'un, mais persistant malgré l'addition de l'acide acétique. Ce sont les seuls malades de la salle (obs. 6 et 7) qui présentent le bruit de galop qui, chez le dernier, est en voie de diminution.

Les mêmes recherches pratiquées quelques jours après à la salle des femmes nous ont donné des résultats à peu près analogues. Sur 31 échantillons, 23 ont donné un résultat absolument négatif, 1 troublé par la chaleur est éclairci instantanément par l'acide, 1 donne un précipité albumineux abondant (phthisique à la période cachectique), et 6 donnent un nuage plus ou moins marqué, mais persistant malgré l'acide. Sur ces six malades trois présentent un bruit de galop plus ou moins accentué; chez deux autres la présence de l'albumine, dont la réaction est d'ailleurs mieux caractérisée, est expliquée par des conditions spéciales; toutes deux ont un état fébrile marqué, de plus l'une est au début de la période menstruelle, l'autre dont les règles se sont arrêtées brusquement deux jours auparavant les voit reparaître quelques heures plus tard. La dernière seule, une épileptique de 17 ans, très-bien portante d'ailleurs ne présente aucune de ces conditions, n'a pas de bruit de galop, et rien chez elle ne fait soupçonner l'existence de lésions rénales.

En résumé, sur 55 cas, nous ne trouvons en réalité qu'une seule exception ; nous sommes donc autorisé à attacher une valeur réelle à ce symptôme, dont nous constatons l'existence chez tous les malades qui, avec un bruit de galop manifeste, n'ont pas dans l'urine une proportion d'albumine plus considérable.

L'albuminurie peut, en effet, comme le montrent nos observations, se montrer à des degrés très-divers ; et, dans certains cas, la proportion d'albumine que contient l'urine peut être considérable. Dans les cas ordinaires où l'albumine n'existe, au contraire, qu'en petite quantité et parfois d'une façon intermittente, il est étrange de constater le parallélisme parfait qui existe dans la marche des symptômes albuminurie et bruit de galop. On les voit dans les cas aigus (obs. 2) suivre les mêmes phases, diminuer et disparaître ensemble lorsque la guérison survient, pour reparaître en même temps en cas de récidive. Il est plus frappant encore de voir chez le même malade, et dans le cours d'une affection à marche chronique, l'apparition du bruit de galop être constamment accompagnée ou suivie à court intervalle de la présence de l'albumine dans l'urine, de constater dans ces deux phénomènes les mêmes recrudescences, de les voir disparaître simultanément pour reparaître tous deux quelques jours plus tard et d'assister chez le même malade, jusqu'à cinq ou six fois de suite en quelques semaines, à la reproduction régulière de ces mêmes faits. C'est ce qu'on trouve déjà dans l'obs. I, et la plupart des observations recueillies à un stade peu avancé offrent des exemples de ce genre ; mais ces variations sont rarement aussi accentuées que dans l'observation suivante, où l'on voit une concordance parfaite entre les deux symptômes que nous étudions. Il est impossible, en face de faits de ce genre, de ne pas admettre l'existence d'un rapport direct entre ces phénomènes.

Obs. VII. (personnelle). — Hypertrophie du cœur sans lésions d'orifices. Bruit de galop et albuminurie transitoires apparaissant et disparaissant ensemble. Double pleurésie. Amélioration par la digitale.

Adrien D..., âgé de 48 ans, charcutier, entre le 8 avril 1875 dans le service de M. Potain, salle Saint-Louis, nᵒ 26. Cet homme, d'apparence vigoureuse, bien musclé, n'a jamais été malade jusqu'ici ; il n'a eu ni rhumatisme, ni syphilis et nie tout antécédent alcoolique. Très-bien portant jusqu'à l'hiver dernier, il attribue sa maladie aux fatigues et au froid auxquels il a été exposé par son travail. Il est garçon dans une boucherie de cheval et a fait pendant les grands froids, en conduisant la voiture découverte, de nombreuses courses de jour et de nuit pour aller dans les environs de Paris chercher les animaux abattus ; il a passé ainsi en grande partie 21 nuits presque coup sur coup et a souvent beaucoup souffert du froid. Depuis un mois environ il ressent une oppression presque continuelle ; des accès d'étouffements sont provoqués par tous les efforts, et apparaissent même souvent la nuit pendant le sommeil ; il ne peut alors rester couché. Cette dyspnée n'est pas accompagnée de toux ; le malade n'a jamais ni toussé, ni craché, et n'éprouve pas de palpitations.

Trois jours avant son entrée à l'hôpital, conduisant sa voiture par un vent assez fort, il fut pris au retour d'une assez longue course, d'une oppression si forte qu'il dut se mettre au lit en arrivant chez lui, et deux jours de repos n'amenant pas d'amélioration dans son état, il se décide à entrer à l'hôpital.

A la visite du matin, le 9 avril, on trouve le malade assez calme. Les poumons sont sains, la sonorité et les bruits respiratoires sont normaux. Le cœur présente une hypertrophie considérable ; la pointe bat en dehors et au-dessous du mamelon, dans le cinquième espace. La partie découverte du cœur est double environ d'étendue ; la mensuration donne le long du bord droit 15 cent., sur le bord gauche du sternum 12 cent. — Les bruits du cœur ne sont accompagnés d'aucun souffle, mais on entend un bruit de galop très-marqué. — Il n'existe pas d'œdème appréciable. — L'urine, limpide et peu colorée, traitée par la chaleur et l'acide acétique, donne un léger nuage d'albumine ; la réaction est un peu plus nette par l'acide picrique (infusion digit., 0,20).

Le 11 avril. Le triple bruit est encore net ; les battements du cœur sont assez précipités, un peu sourds et présentent des irrégularités fréquentes, mais manifestement dues à l'influence de la

respiration. L'examen de l'urine décèle des traces à peine perceptibles d'albumine.

Le 12. Le bruit de galop a disparu, les deux bruits du cœur sont
bien frappés, son volume paraît un peu diminué (13 et 11 1|2 cent.).

Le 13. Toujours pas de bruit de galop. L'urine ne présente pas
trace d'albumine.

Le 18. Les dimensions du cœur ne varient plus : le malade se
tronve mieux, a beaucoup moins d'oppression et commence à se
lever un peu. Le premier bruit est de nouveau un peu sourd, on
entend un bruit de galop, mais à peine indiqué. Traces d'albumine dans l'urine.

Pendant la semaine qui suit le bruit de galop s'accentue, sans
que l'état devienne plus mauvais. Le 26, le bruit de galop est très-
accentué, on distingue à la région ventriculaire un soulèvement
marqué qui précède le choc de la pointe, battements des jugulaires;
on prend ce jour-là le tracé du cœur qui indique nettement
comme on le voit dans la fig. 3, l'exagération de la systole auriculaire et révèle de plus un état de tension anormal du système
artériel.

Le 27. On constate les mêmes signes à l'auscultation ; l'urine
contient de l'albumine en faible quantité. L'état général est bon.

Le 2 mai. Le malade va bien, il s'est un peu fatigué, a passé
assez longtemps au jardin ; le bruit de galop est aujourd'hui très-
marqué, le précipité d'albumine forme dans l'urine un nuage plus
épais que d'habitude.

Le 3. Bruit de galop à peine sensible, traces à peine perceptibles
d'albumine. L'urine, dont la quantité moyenne par jour a été de
1300 à 1500 cent. c. pendant toute la durée du séjour à l'hôpital,
contient aujourd'hui 12 gr. d'urée par litre.

Le malade, qui se trouve bien, demande sa sortie.

Il rentre dans le service le 3 juin (n° 4, Saint-Louis).

Depuis 10 ou 12 jours, l'oppression a reparu avec une intensité
toujours croissante. Il souffre peu en allant et venant, et a pu,
avec un peu de fatigue, continuer son travail, mais les nuits sont
très-mauvaises; depuis une quinzaine il a toutes les nuits des accès d'étouffement et a dû passer les deux dernières presque entiè-
rement hors du lit.

L'état local n'a pas changé beaucoup depuis la sortie du malade. Le cœur est volumineux comme lors de son premier séjour
et fait entendre un bruit de galop très-net. Les battements des jugulaires très-marqués le lendemain de l'entrée (4 juin) donnent le
tracé de la fig. 1 qui montre le double soulèvement de la jugulaire
et l'alternance du battement principal avec le pouls radial. Le
tracé du cœur, assez analogue à celui du premier tracé, accusait
comme celui-ci l'expansion brusque du ventricule avant l'ascension systolique.

L'urine contient un peu d'albumine.

L'oppression est très-pénible, mais au bout de cinq ou six jours
l'état du malade commence à s'améliorer (teint. de digitale,

15 gouttes) et les nuits deviennent meilleures, le 16 juillet le bruit de galop a disparu, l'urine examinée à différentes reprises depuis l'entrée est, pour la première fois, trouvée absolument sans traces d'albumine.

L'appétit reparaît, cependant le malade a presque continuellement la nuit une sensation de gêne dans la poitrine, et la marche ranime presque immédiatement les accès d'oppression.

Le 20 juin. Le malade se plaint d'une sensation douloureuse plus localisée que d'habitude, dans le côté gauche; on trouve à la région précordiale et vers le bord de l'aisselle un frottement pleural très-net, à la partie inférieure du thorax existe un léger épanchement qui occupe à peine le quart inférieur de la plèvre. Cette pleurésie s'est faite insidieusement sans la moindre réaction fébrile; le pouls est resté constamment calme et régulier entre 72 et 80.

Le 23. Le bruit de galop qui, depuis deux jours, commence à reparaître, est très-marqué ce matin. L'urine (1500 gr. en vingt-quatre heures), donne un très-léger nuage par la chaleur et l'acide acétique. — Le soir, le bruit présystolique déjà moins net ressemble à un roulement sourd.

Le 26. Le frottement pleural persiste et masque un peu les bruits du cœur. L'épanchement est à peu près disparu. On entend encore le bruit de galop de temps en temps, un examen attentif montre qu'il n'est guère perceptible que pendant l'aspiration. Urine, 1500 grammes. Albumine. L'oppression a reparu plus fort la nuit dernière.

Le 28. Le bruit de galop, très-net aujourd'hui, et entendu très-distinctement lorsque l'oreille est appliquée directement sur la pioitrine, n'est presque pas entendu lorsqu'on ausculte au moyen du stéthoscope à tuyaux flexibles. — L'urine, toujours en même quantité, contient un peu d'albumine. L'état général varie peu.

Le 3 juillet, le bruit de galop a presque disparu, on le retrouve, cependant, très-faiblement accentué, au lieu d'élection, un peu en dedans du mamelon; mais à la pointe du sternum, on entend les deux bruits nets et bien frappés. Urine, 1,500 grammes; on ne trouve pas de trace appréciable d'albumine. L'oppression est revenue plus marquée la nuit.

Le 4. Le malade accuse, à droite, une sensation douloureuse de tiraillement; on entend, pour la première fois, à la partie antérieure et supérieure du thorax, au voisinage du mamelon droit des frottements pleuraux sans traces d'épenchement; pas de fièvre' Le frottement persiste du côté gauche et est parfois scandé par les mouvements du cœur. Le bruit de galop a complètement disparu, les bruits du cœur sont nets. Un litre d'urine dans la journée, pas d'albumine.

Un vésicatoire fait disparaître la douleur et les frottements à droite; un autre, appliqué à gauche, le surlendemain, diminue aussi la gêne respiratoire, mais les frottements persistent plus long-temps.

Exchaquet. 4

Le 8. Le bruit de galop se fait entendre de nouveau derrière le frottement, et on trouve dans l'urine des traces d'albumine. On substitue a la teinture de digitale, qui ne paraît pas agir, l'infusion de 20 centigrammes de feuilles de digitale dans 500 grammes d'eau. La médication est bien supportée et paraît soulager notablement la malade. Au bout de trois ou quatre jours, l'oppression est beaucoup moindre, le frottement ne s'entend presque plus à gauche, le bruit de galop a disparu.

Si l'albuminurie accompagne toujours le bruit de galop, celui-ci est loin de se montrer indistinctement dans toutes les formes d'albuminurie, et quelle que soit la cause de ce symptôme. L'étude des faits permet de rattacher ce signe plus spécialement à un groupe restreint des albuminuries Brightiques.

L'observation clinique a dès longtemps montré à M. Potain, que ce rhythme cardiaque se montrait surtout dans les cas de néphrite interstitielle chronique, où il précédait souvent de longtemps la période d'état. Au contraire, il ne l'a jamais rencontré dans les cas de maladie de Bright vraie, et les trois malades de ce genre, que nous avons vus cette année dans son service (deux fois gros rein blanc, une fois, poussée subaiguë dans une maladie de Bright chronique), ne présentaient au cœur aucun bruit analogue. L'étude des lésions anatomiques du rein est venue jusqu'ici donner pleinement raison à cette distinction clinique.

La comparaison des descriptions macroscopiques de l'état des reins, dans les 13 autopsies que nous avons pu réunir, est bien loin il est vrai d'éveiller l'idée d'une altération commune. Dans 9 cas les reins sont décrits comme atrophiés et offrant à l'œil une dégénérescence scléreuse plus ou moins avancée; mais deux fois les reins sont décrits comme gros et gras. Une fois (obs. 10), ils sont congestionnés, durs, mais augmentés de volume, une fois enfin (obs. 18), l'aspect du rein est celui d'un rein gras et amyloïde. Or, l'examen microscopique montre dans tous ces cas des lésions analogues. Trois des reins atrophiés (obs. 12, 13 et 14), examinés par M. Malassez, présentent au microscope des lésions identiques, ne différant que par leur degré, et de nature manifestement scléreuse. Il note dans la substance pyramidale l'hypertrophie du tissu conjonctif, l'atrophie des tubes. Dans la substance corticale les glomérules sont, les uns infiltrés d'éléments embryonnaires, les autres devenus fibreux et atrophiés. Le tissu conjonctif interstitiel est hypertrophié, et on voit un nombre considérable d'éléments jeunes, principalement dans les régions correspondant aux pyramides de Ferrein et sous la capsule.

Enfin, on trouve des lésions d'endartérite, les vaisseaux sont fréquemment oblitérés en partie par une hypertrophie de leur membrane interne.

Dans les quatre cas dont l'aspect macroscopique diffère de celui des premiers, l'examen microscopique a montré aussi l'existence de lésions scléreuses à un degré plus ou moins prononcé. Sur le rein amyloïde on constate (Malassez) la dégénérescence amyloïde des vaisseaux et de la plupart des glomérules; on trouve en outre autour des glomérules, au niveau des pyramides de Ferrein, une certaine quantité d'éléments embryonnaires. Le rein, en apparence gras, qui a été également examiné par M. Malassez, présente une hypertrophie légère du tissu conjonctif de la substance pyramidale, une hypertrophie considérable des tubes contournés et la dégénérescence fibreuse de quelques glomérules; il y a donc un peu de sclérose.

Le gros rein dur de l'observation 9, peut encore, par suite de l'examen microscopique, être considéré comme un cas de cirrhose rénale. Enfin, dans le quatrième cas (Obs. 16), malgré l'aspect du rein il s'agit d'une néphrite interstitielle aiguë.

Les différences nombreuses qui semblaient résulter de l'examen macroscopique, sont donc plus apparentes que réelles, et ces faits démontrent une fois de plus la nécessité de recourir à l'examen microscopique pour établir la nature de lésions de ce genre. Si le nombre de faits de cette catégorie que nous possédons est trop restreint pour en tirer dès maintenant une conclusion générale, on est autorisé cependant à voir plus qu'une simple coïncidence dans l'existence constante d'altérations de la même nature.

Les états morbides qui correspondent à ces altérations, et dans lesquels on observe le bruit de galop, présentent une grande diversité d'allures et des formes cliniques assez tranchées pour justifier la répartition de ces faits en groupes plus ou moins distincts.

On trouve dans nos observations d'assez nombreux exemples de l'existence du bruit de galop dans une affection aiguë. On observe dans ces cas (Obs. 2, 16, 22, etc.), un début brusque avec frisson, urines rares et fortement albumineuses, apparition précoce et généralisation rapide de l'anasarque; la maladie offre l'aspect et la marche des formes aiguës de la maladie de Bright. Nous reproduisons ici comme se rapprochant de ces formes aiguës un cas observé par M. Rendu, et dont l'étiologie offre un intérêt spécial.

— 53 —

Obs. VIII. — Pyélonéphrite aiguë. Bruit de galop transitoire. Guérison.
Par M. Rendu.

J'ai observé, l'an dernier, à Necker, dans le service de M. le
Dr Guyon, le cas suivant : Un étudiant en pharmacie, de Clermont-
Ferrand, arriva à l'hôpital dans un état presque désespéré. Fièvre
hectique, frissons erratiques, teint pyogénique, amaigrissement
extrême, anorexie, insomnie, etc.

Il rapporte, qu'ayant contracté, il y a un mois, une blennorrhagie , il ne s'est pas soigné et a continué à marcher. Il a bientôt été
atteint de cystite, puis l'inflammation s'est propagée au rein, et
depuis une semaine il présente des symptômes de pyélo-néphrite
avec des accidents généraux très-graves.

A cette période de la maladie, on constate, en l'auscultant, un
bruit de galop très-net. Le cœur n'est pas sensiblement hypertrophié.

Ventouses scarifiées à la région lombaire. Bains prolongés. La-
vements laudanisés. Acide benzoïque à l'intérieur.

La guérison se fit en deux mois ; à sa sortie, le malade ne présentait plus le bruit de galop.

Une place à part doit être réservée dans ce groupe
aux observations de néphrite scarlatineuse où se retrouve aussi le bruit de galop. Les cas encore peu
nombreux de néphrite scarlatineuse, où l'examen histologique des reins a pu être fait (1), concourent en
effet à faire voir dans cette affection une forme de
néphrite interstitielle aiguë ; il est donc légitime de
rapprocher ces observations de celles où l'autopsie a
montré, comme nous l'avons dit, des altérations de sclérose interstitielle. Nous avons pu, grâce à l'obligeance
de notre collègue et ami Landouzy, suivre sur le petit
malade dont nous donnons ici l'histoire, les modifications intéressantes, qu'a présentées le bruit de galop
dans le cours d'une néphrite scarlatineuse aiguë.

(1) Ces observations ont été réunies par M. Charcot et se trouvent
résumées dans son cours de 1874. Progrès médical, 1874, p. 772.

Ob. IX (par M. Landouzy). — Anasarque scarlatineuse. Albuminurie. Premier bruit du cœur, tantôt dédoublé, tantôt roulé, tantôt prolongé..

Q... (Henri), âgé de 6 ans, est amené aux Enfants-Malades, salle Saint-Jean, n° 17, service de M. Labric, le 16 juin 1875.

Au dire de la mère, l'enfant, malade pour la première fois, aurait eu, dans les premiers jours de juin, des rougeurs qui auraient couvert tout le corps et auraient disparu très-rapidement ; au bout de trois jours, l'enfant n'ayant plus aucun malaise, aurait repris la vie commune.

Le 11 juin, elle remarqua que la figure de l'enfant était bouffie, puis le gonflement gagna rapidement les diverses parties du corps.

A l'entrée, le 16, la peau présente une teinte d'un blanc mat, un peu luisante ; l'œdème est généralisé, mais surtout prononcé à la face, à la région sternale, aux reins, aux parois abdominales, aux bourses et aux malléoles. Pas de traces de desquamation au cou, aux mains et aux pieds. L'enfant n'accuse qu'un peu de mal de tête. Rien dans l'abdomen ni dans la poitrine. La pointe du cœur bat sur le bord supérieur de la cinquième côte, à un travers de doigt en dedans du mamelon. Le premier bruit paraît roulé ; la modification dans le rhythme est plus sensible vers la base que vers la pointe. Pas de fièvre.

Urine couleur jaune clair, densité, 1014, contient de l'albumine. Examen microscopique négatif.

Le 17. L'enfant n'accuse aucun malaise. Pas de selles. Pouls régulier, égal, 100. Temp. rect. 38°. Sur le bord gauche du sternum, en un point correspondant au troisième espace intercostal, on perçoit, dans leur maximum, les modifications du premier bruit, qui ne sont pas toujours entendues avec un même rhythme. On perçoit tantôt un dédoublement, tantôt un roulement, tantôt une sorte de prolongement du premier bruit. Quels que soient le timbre et les modifications du premier bruit, il occupe le grand silence, le premier temps, et le petit silence de la révolution cardiaque. Rien dans les vaisseaux du cou.

Urine des vingt-quatre heures, 500 centimètres cubes, couleurs jaune clair, densité, 1016 ; albumine.

Traitement. — Citrate de magnésie, 20 grammes. Julep avec sirop diacode, 15 grammes, et teint. digitale 15 gouttes. Tisane chiendent avec acétate de potasse, 2 grammes.

Le 18. L'anasarque ne varie pas. L'état général est bon ; quelques râles d'œdème pulmonaire aux deux bases, en arrière. Même soulèvement cardiaque, commençant dans le grand silence, occupant le premier bruit et allant jusqu'au second.

Urine, 800 centimètres cubes : albumine.

Le 19. La bouffissure de la face a diminué ; l'empreinte des doigts est moins facilement obtenue sur les jambes et sur le thorax. Quelques inégalités du pouls ; même rhythme du cœur. Temp. 37°,8. P. 76. Urine 710 centimètres cubes.

Le 20. Pouls irrégulier, moins fréquent inégal, à 68. Le grand silence est occupé par une sorte de roulement allant jusqu'au second temps, nettement frappé. Il semble, par moment, qu'on puisse, au milieu du roulement, reconnaître le premier bruit frappé et non soufflé. Urine, 1.280 ; densité, 1010 ; albumine en quantité assez notable. La digitale est suspendue.

Le 21. Pouls, 88. Même état général : pas de selles. Le premier bruit est longuement frappé, moins nettement roulé que la veille; il n'y a pas de dédoublement; second bruit net. Urine, 1,050 gr. (eau-de-vie allemande, 20 grammes). Soir. Pouls, 76, irrégulier. Le doigt a la sensation de trémulation plutôt que de pulsation; le pouls est bigéminé et même trigéminé; il donne la sensation que produiraient les vibrations d'une corde à violon tenue entre les doigts. Le rhythme cardiaque n'est plus le même que le matin : premier bruit, sourd et prolongé; second bruit, net. Pas de selles depuis le matin; l'enfant se trouve bien et mange de bon appétit. À 4 h. 30 m., nous mettons 2 gouttes d'atropine dans les yeux pour examiner les pupilles, dilatation rapide de l'iris. Quinze minutes après l'instillation, l'enfant, qui n'a accusé aucun malaise, rend, sans nausées, sans maux de cœur, le potage qu'il vient de prendre. En même temps apparaissent, sur les parois abdominales, les cuisses, les bras, les épaules, le tronc et la face, de petites taches irrégulières d'un rouge clair, sans saillie marquée et disparaissant sous le doigts. L'examen ophthalmoscopique montre les pupilles normales.

Le 22. Pouls, 60; urine, 1,040 grammes. L'enfant a bien dormi, n'a eu ni maux de tête, ni maux de cœur, ni vomissements. Il ne reste pas trace des rougeurs apparues la veille. L'anasarque a diminué.

Sur le bord gauche du sternum, au point indiqué, on perçoit un roulement allant de la fin du second temps au commencement du second temps, c'est-à-dire occupant le grand silence, englobant le premier bruit et se continuant pendant le petit silence. La chaleur et l'acide nitrique décèlent dans l'urine la présence d'albumine, mais en petite quantité.

Nous apprenons que la sœur de l'enfant a la scarlatine depuis la veille,

De 23. Urine, 1,050 grammes, de couleur brune foncée, contenant de l'albumine en notable quantité, mais celle-ci doit être en partie rapportée au sang; le microscope montre dans l'urine des glubules rouges assez nombreux. L'auscultation ne permet de dire qu'une chose, c'est que le premier bruit n'est pas nettement frappé.

Soir. Rien d'anormal au cœur.

Le 24. Le premier bruit du cœur est prolongé, et ce qu'on entend simule assez un souffle occupant dans son entier la première révolution cardiaque; il semble que le premier temps, une fois frappé, on entende un bruit soufflé, prolongé jusqu'au commencement du second bruit. Ce qu'on entend est assez bien représenté par le schéma-rouuta, rouuta. Etat général bon ; l'enfant dort bien, mange mieux

La bouffissure de la face a presque complètement disparu ; l'œdème des parois abdominales et thoraciques a notablement diminué.

Urine, 850 grammes ; densité, 1012. La chaleur et l'acide nitrique décèlent seulement un nuage d'albumine.

Le 26. L'état général est bon, l'appétit reparaît ; les bourses seules sont encore un peu œdématiées. Entre la base et la pointe, sur le bord gauche du sternum, roulement doux, occupant, comme les jours précédents, le grand silence, le premier bruit e le petit silence. Urine, 650 grammes, brunâtre, contenant encore du sang.

Le 27. Même état, mêmes signes à l'auscultation.

3 juillet. Nous revoyons le malade ; il n'y a plus de trace d'œdème, l'état général est excellent ; l'urine renferme encore des traces insignifiantes d'albumine. Au cœur, le rhythme du premier bruit s'est modifié et rappelle plutôt un léger souffle naissant et mourant sur place ; ce bruit est perçu nettement, et dans son maximum au point indiqué dans le troisième espace ; à la base et à la pointe on le distingue à peine.

Il est plus fréquent encore de rencontrer le bruit de galop dans le cours d'affections à marche essentiellement chronique. C'est là surtout que nous trouvons des types cliniques distincts que nous chercherons à déterminer en faisant observer que l'analyse exacte des faits tend à faire rattacher ces formes à la prédominance d'un ordre particulier de symptômes dans les différents stades d'une même maladie, plutôt qu'à des entités morbides distinctes.

La première idée qu'éveille souvent l'aspect général des malades chez lesquels on observe le bruit de galop est celle de l'asystolie du cœur. Ce sont les accidents liés à cet état qui, ainsi que le montrent nos observations, amènent à l'hôpital le plus grand nombre des malades. L'examen du cœur permet en effet de constater dans ces cas une augmentation de volume considérable ; mais aucun souffle, aucun des signes ordinaires des lésions d'orifices ne donnent l'explication de cette hypertrophie. Cependant la marche de la maladie,

arrivée à cette période rappelle absolument le stade
ultime des affections cardiaques ordinaires, la mort
survient, et l'autopsie permet de contrôler en les confir-
mant les données recueillies pendant la vie. C'est en un
mot par le cœur que meurent un grand nombre de ces
malades, et la prédominance des symptômes cardiaques
permet de voir dans ces cas la forme cardiaque des
affections dont le bruit de galop est un des principaux
signes. L'observation suivante peut être regardée
comme une type de cette variété.

Obs. X. — Hypertrophie considérable du cœur sans lésions d'orifices
Asystolie. Bruit de galop. A l'autopsie, cirrhose du foie et du rein.

Joseph D.... âgé de 51 ans, paveur, souffre depuis près de
quatre ans d'accidents cardiaques, œdème des jambes et oppression habituelle, et a été plusieurs fois amélioré par l'emploi de la
digitale. Longtemps avant la date indiquée, il avait de la polyurie
buvait beaucoup et était obligé de se relever la nuit pour uriner.
Son affection paraît due à l'alcoolisme, il buvait habituellement
plus de deux litres de vin par jour. Il n'a jamais eu de rhumatisme ni de goutte, et la seule maladie qu'il ait faite est une flu-
xion de poitrine qui remonte à vingt ans.
Il arrive à l'hôpital Beaujon (service de M. Gubler) le 28 avril
1875 avec l'aspect d'un cardiaque arrivé à une période avancée
d'asystolie. Il ne peut rester couché, les jambes sont excessivement œdématiées, couleur lie de vin, la peau dure et chronique-
ment enflammée comme dans l'éléphantiasis. Infiltration des
cuisses, ascite modérée, peu ou point d'hydro-thorax mais congestion pulmonaire intense, teint jaune subictérique. Enbonpoint
considérable.
L'examen de la région précordiale montre que le cœur est très-
gros, bat dans le sixième espace très en dehors du mamelon.
L'impulsion cardiaque est forte et l'on sent à la main, non un frémissement cataire. mais une mesure à trois temps. A l'auscultation les bruits sont sourds. le premier bruit est manifestement
double; il y a un bruit de galop très-appréciable, suivi parfois
d'un prolongement soufflant qui empiète un peu sur le petit silence,
mais sans souffle véritable d'insuffisance ou de rétrécissement.
Le foie est gros, douloureux à la pression. Urines 600 gram.,
très hémaphéiques contenant une quantité notable d'albumine. —
(Infusion de 0 gr. 50 de poudre digitale).
29 avril. Un peu moins d'oppression. Pouls 100; ce matin les

bruits du cœur sont plus nets accompagnés d'un prolongement ronflant systolique très-évident.

1er *mai.* Pouls 86 sans intermittence. On a remplacé l'infusion par la teinture de digitale qui est mieux tolérée. L'oppression est un peu moindre.

Le 3. Pouls 80. Cyanose, oppression extrême. Urine 400 gram. (15 grammes d'eau-de-vie allemande.)

Le 4. L'état général reste très-mauvais ; orthoponée, cyanose, expectoration abondante de crachats muco-purulents. Urines toujours rares et albumineuses. (Ventouses, potion alcoolique).

L'oppression et la cyanose vont croissant, mais le pouls garde jusqn'au bout de la force et une régularité parfaite. — Le 9 mai la cyanose est excessive, l'agitation incessante, refroidissement des extrémités, mort dans la soirée.

Autopsie le 11 mai. Il s'écoule de l'abdomen environ 6 litres de sérosité brunâtre sans flocons purulents.

Le *cœur* est énorme, sans exagération, gros comme un cœur de bœuf ; vidé complètement et lavé il pèse 850 grammes. L'hypertrophie est générale, mais porte spécialement sur le ventricule gauche dont les parois sont très-épaissies. Le ventricule droit est aussi très-volumineux mais plutôt dilaté qu'épaissi. L'oreillette droite est très-distendue et peut contenir facilement le rein, assez volumineux du sujet. L'oreillette gauche, relativement moins distendue, est hypertrophiée.

Les valvules sigmoïdes, aortiques et pulmonaires sont parfaitement normales et suffisantes ; les vaisseaux n'offrent pas d'altération dans leurs parois.

La valvule mitrale est saine, elle n'est ni épaissie ni rugueuse, présente seulement quelques plaques blanchâtres et un petit noyau d'athérôme. les cordages tendineux ne sont ni flasques ni rétractés. On constate du reste de la façon la plus évidente, par le procédé classique, que la valvule n'est pas insuffisante.

La valvule tricuspide a paru un peu insuffisante, ce qui paraissait tenir à l'état flasque du ventricule droit qui ne permettait pas comme le ventricule gauche de reproduire artificiellement la contraction. Pendant la vie il n'y a jamais eu de pouls veineux vrai ou de battements hépatiques.

Le myocarde, examiné au microscope, est malade, la plupart des fibres musculaires ont perdu leur striation longitudinale et on distingue des traînées de vésicules graisseuses au-dessous du myolemme. (Les muscles abdominaux, examinés par comparaison, n'ont pas offert la moindre trace de stéatose).

Le foie pèse 1850 grammes ; sa capsule épaissie. A la coupe cirrhose manifeste très-avancée, tous les lobules hépatiques, noyés dans du tissu fibreux translucide, sont certainement graisseux. Rate également cirrhotique, volumineuse. —Reins volumineux et manifestement congestionnés. Leur poids est de 250 grammes. La capsule s'enlève sans difficulté. A la coupe l'organe paraît dur, infiltré de sang et de sérosité. La région corticale présente sur cer·

tains points des îlots un peu blanchâtres, mais on ne voit ni kystes ni rien qui rappelle le petit rein contracté.

Les poumons sont splénisés, gorgés de sang, présentent sur plusieurs points de l'apoplexie interstitielle et des ecchymoses sous-pleurales.

« Il ressort de ces faits que le malade était réellement alcoolique et atteint d'hypertrophie cardiaque sans lésions d'orifices. Cette hypertrophie ne paraît pas avoir été primitive ; la maladie du foie devait entraîner une gêne excessive dans la circulation abdominale. D'autre part les reins, quoique offrant à l'œil nu l'aspect général du gros rein cardiaque, présentaient à l'examen microscopique un notable degré d'induration interstitielle. Ce fait montre encore que le bruit de galop est surtout l'indice d'un très-gros cœur qui ne se meut pas tout d'une pièce, et dont la systole est précédée par un choc tactile qui forme le premier terme du rhythme à trois temps. »

Dans d'autres cas, ce sont au contraire les symptômes rénaux qui prédominent. Après avoir présenté pendant un certain temps des symptômes mal définis qui peuvent être rapportés aux stades primitifs de la néphrite interstitielle chronique, les malades sont pris d'accidents urémiques, céphalalgie intense, vomissements, troubles de la vue, dyspnée persistante, coma passager, ils s'œdématient, l'anasarque devient générale, des épanchements passifs se font dans les cavités séreuses, et les malades finissent par succomber dans le marasme, à moins d'être emportés rapidement par les accidents urémiques ou par une des complications inflammatoires si souvent observées dans le cours de ces maladies.

Il faut distinguer, dans cette classe, les malades chez

lesquels des données étiologiques précises permettent
de faire remonter à une altération primitive des reins
le point de départ des accidents généraux et des troubles cardiaque. Ces conditions existent lorsqu'on voit
ces accidents survenir chez des malades atteints d'abord
d'affections des voies urinaires. L'observation VIII a
montré un cas de ce genre affectant une marche aiguë.
Nous avons eu occasion cette année de voir, dans le service de notre excellent maître M. le docteur Guyon,
deux malades souffrants depuis longtemps d'affections
chroniques des voies urinaires et présentant, avec le
bruit de galop, une hypertrophie du cœur dont aucune
autre cause n'expliquait l'existence. L'un d'entre eux
ayant succombé aux suites de sa maladie, nous avons
pu constater à l'autopsie l'existence des lésions rénales
et cardiaques rencontrées habituellement chez nos autres malades. Nous devons à notre ami M. Kirmisson,
interne du service, de pouvoir donner ici le résumé de
cette observation.

Obs. XI. — Calcul vésical, pyélo-néphrite. Lithotritie. Mort.
Hypertrophie du cœur sans lésions d'orifices. Bruit de galop.

L.... François, employé, âgé de 55 ans, entre à l'hôpital Necker
le 29 mai 1875, pour y être traité d'un calcul vésical dont son
médecin, M. le D\ Colson, de Beauvais, a reconnu l'existence. Le
malade qui a souffert autrefois de coliques néphrétiques a rendu
pour la première fois en novembre 1868 un calcul d'un petit volume. Depuis lors il a souffert de la vessie, urinait difficilement et
ne pouvait supporter les mouvements de la voiture. Soumis une première fois à la lithotritie, en 1870, à la maison de santé, il eut
dans le cours des séances plusieurs hématuries, des accès de
fièvre. Il quitta l'hôpital sans être complètement guéri et a toujours continué à souffrir. Depuis six mois les douleurs sont devenues plus violentes et la présence d'un calcul ayant été reconnu
par son médecin, le malade a été adressé à M. Guyon.
A son entrée, le malade se plaint d'uriner très-souvent, tous les
quarts d'heure au moins, la miction est douloureuse surtout au
moment de l'émission des dernières gouttes d'urine, il éprouve

du reste, même en dehors de la miction, dans le bas-ventre, des douleurs que le moindre mouvement exaspère. Les besoins d'uriner sont aussi fréquents la nuit que le jour. L'urine est alcaline, d'odeur fortement ammoniacale, renfermant une très-grande quantité de pus ; la quantité émise en 24 heures atteint un litre environ. Le malade disant avoir été atteint de diabète depuis sa première opération, ses urines sont examinées à ce point de vue, et l'on n'y trouve aucune trace de sucre. — L'état général laisse beaucoup à désirer ; la langue est sèche, l'appétit presque nul , il y a des alternatives de diarrhée et de constipation ; la température s'élève tous les soirs et oscille aux environs de 38°. — Le cœur parait augmenté de volume, et on entend à l'auscultation un bruit de galop très-marqué sans bruit de souffle ni signe de lésion d'orifices.

Après quelques jours de repos, M. Guyon pratique le 2 juin l'examen de la vessie qui est trouvée petite, contractile et renferme un calcul de 3 centimètres de diamètre, paraissant assez mou. Le malade ne souffre presque pas à la suite de cette exploration, il urine seulement un peu plus souvent dans la journée, et le soir la température s'élève à 38° avec un léger frisson. Les jours suivants la fièvre est plus accusée, l'ascension vespérale atteint 38°4 et 38°6 Tout en reconnaissant la gravité du pronostic, M. Guyon se décide à agir et pratique le 12 juin une séance de lithotritie qui se passe sans accidents. Deux jours après la fièvre augmente, atteint le soir 39°, puis 39°4 les jours suivants, l'urine est très-fétide et de plus en plus rare, les besoins d'uriner sont incessants, enfin le 16 le malade est pris de délire, la fièvre va en augmentant, et la mort arrive le 18 juin à 6 heures du soir.

A l'autopsie (20 juin) on trouve la vessie petite, sa surface interne a une teinte gris ardoisé. Les reins sont plutôt volumineux, leur capsule fibreuse se détache aisément, la substance médullaire est rouge et gonflée, la substance corticale, évidemment malade, paraît au contraire diminuée de volume et jaunâtre, elle présente par placés des points grisâtres qui paraissent à la coupe infiltrés de pus. Les uretères et les bassinets présentent des traces d'inflammation évidente, surtout à droite. Le cœur volumineux pèse 450 grammes et est chargé de graisse. Les parois ventriculaires sont épaissies, les cavités dilatées. Il n'existe aucune lésion des orifices ni des appareils valvulaires.

On rencontre enfin des malades que l'absence de symptômes cardiaques ou rénaux bien accentués ne permet pas de faire rentrer dans une des deux catégories que caractérisent ces symptômes. Ces cas, dont les observations 1 et 7 nous donnent deux types, représentent selon toute apparence le stade prodromique d'une affection dont l'évolution donne naissance plus tard à l'un des états cliniques que nous avons cherché à esquisser. C'est sur des malades de ce genre, plus rarement observés à l'hôpital en raison du peu d'intensité des troubles fonctionnels, que M. Potain a eu le plus souvent occasion de constater la présence du bruit du galop et la valeur séméiologique de ce signe. Les symptômes observés dans ces cas sont peu constants, et généralement mal définis. Le plus souvent ce sont les accidents dispnéiques qui attirent surtout l'attention. Les malades sont sujets à des accès d'étouffement plus ou moins fréquents et plus ou moins intenses revenant irrégulièrement, le plus souvent la nuit et sans cause occasionnelle.

L'absence de lésions pulmonaires les fait souvent considérer comme asthmatiques ; souvent ils souffrent de céphalalgies intenses et persistantes, accompagnées parfois de vomissements. En les interrogeant avec soin, on découvre que, depuis un temps plus ou moins long, leur sommeil est moins bon ; ils se réveillent souvent la nuit, même sans souffrance et sans dypsnée, urinent beaucoup et plusieurs fois par nuit, présentent en un mot, comme symptômes principaux, de la polyurie et des troubles dont la persistance éveille l'idée d'accidents urémiques chroniques. Lorsqu'ils se présentent à l'hôpital, c'est tantôt en raison de l'exacerbation de leurs symptômes habituels, plus souvent encore à l'occasion de quelque complication de nature spéciale. On voit en effet très-fréquemment se développer chez eux, de préférence sur les séreuses pulmonaire et cardiaque, des inflammations subaiguës, le plus souvent non accompagnées d'épanchement, et déterminant un faible de-

gré de réaction fébrile. Souvent aussi la dyspnée augmente, devient continuelle et on trouve les signes d'une
poussée de congestion pulmonaire. Pendant toute cette
période, l'urine ne contient en général que des traces
d'albumine, et l'aspect extérieur des malades qui ne
présentent ni œdème ni bouffissure ne rappelle en rien
le tableau clinique qui accompagne d'ordinaire les altérations organiques des reins. Il semble donc y avoir là
une affection moins localisée, caractérisée, en dehors
des troubles fonctionnels, par une tendance spéciale
aux inflammations subaiguës, c'est une forme généralisée.

En étudiant les faits de ce genre, et en rapprochant
des variations du volume du cœur, fréquemment observées dans cette période, la concordance remarquable
qui existe entre le bruit de galop et l'albuminurie, on
cherche en vain à localiser et à définir la lésion à laquelle il faut attribuer ces phénomènes. On ne peut évidemment pas les rattacher à l'hypertrophie du cœur
qui n'existe pas toujours à cette période à l'état perma-
nent et qui devrait d'ailleurs être elle-même expliquée.
La lésion rénale encore peu accusée, explique mal la
production de troubles généraux aussi variables, surtout si l'on admet avec Traube et Johnson que l'effet des
lésions rénales sur la circulation et le cœur est dû à
une action purement mécanique. On est donc naturellement conduit à chercher plus haut la cause générale
de ces phénomènes.

Nous pouvons emprunter ici à un mémoire publié récemment par un médecin anglais, Fred. A. Mahomed,
sur l'étiologie et le stade préalbuminurique de la mala-

die de Bright (1), des considérations intéressantes qui paraissent jeter un certain jour sur cette question difficile.

Une série de recherches sphygmographiques a permis à M. Mahomed de constater une complète similitude dans les caractères des tracés recueillis dans les formes aiguës de maladie de Bright (néphrites scarlatineuses), et ceux que des travaux antérieurs ont fait assigner au pouls de la maladie de Bright chronique. En multipliant ses observations, il trouva des tracés de caractères analogues dans certains états morbides (exanthèmes fébriles, erysipèle, grossesse), dans lesquels l'albuminurie se montre fréquemment. Il eut dès lors l'idée que les modifications constantes de la circulation indiquées par ses tracés, pouvaient bien être la cause de l'albuminurie plutôt que leur effet. Les recherches qu'il a faites en comparant, dans les cas de ce genre, les caractères sphygmographiques du pouls avec les résultats des analyses d'urine, l'ont amené à formuler les propositions suivantes que nous traduisons littéralement :

1° Avant le début de toute lésion rénale et avant que l'albumine n'apparaisse dans l'urine, le premier phénomene qu'il soit possible d'observer est l'élévation de la tension du système artériel. Ce fait est dû, soit à la présence dans le sang d'une substance nuisible (plomb, alcool, acide urique), qui altère les rapports existants entre le sang et les tissus et détruit leur affinité chimique réciproque, soit à un frisson violent amenant la

(1) The Etiology of Bright's disease and the prealbuminuric stage, by Fred. A. Mahomed, resident med. off. at the London fever hospital. Medico-chir. Transactions, 1874.

contraction des vaisseaux superficiels et la congestion des organes internes.

2° Si cet état de tension est assez fort ; il se fait, avant que l'albumine n'apparaisse dans l'urine, une transsudation des substances cristalloïdes du sang, en particulier de l'hémoglobine, dont la présence dans l'urine peut être reconnue par l'emploi d'un réactif du sang (teinture de gaïac et éther ozonique).

3° Si cet état persiste, on voit survenir l'albuminurie, et, s'il ne modifie pas, on voit se développer une des formes de la maladie de Bright.

4° Si cet état est modifié avant l'apparition de l'albumine ou immédiatement après, par une purgation énergique ou tout autre mode de traitement, la scène change brusquement, la tension du pouls disparaît et les substances cristalloïdes ne se montrent plus dans l'urine.

Pour M. Mahomed, la néphrite scarlatineuse, certaines autres formes aiguës de maladie de Bright (Mal. de Bright *Inflammatoire*) et la néphrite interstitielle chronique, où il a observé ces différents signes, n'auraient pas d'autre origine que l'empoisonnement aigu ou lent du sang et l'exagération de la tension artérielle. Les altérations rénales ne devraient être considérées que comme une des localisations produites dans ces conditions sur les organes excréteurs. MM. Fox et Fenwick ont démontré l'existence de lésions analogues à celles du rein dans le duodénum et l'estomac. Dans la forme chronique (néphrite interstitielle) la lenteur extrême avec laquelle la tension artérielle s'élève explique l'épaississement graduel que subissent les parois vasculaires ; et c'est probablement à cet épaississement qu'est due l'absence d'albuminurie prononcée malgré l'élévation considérable de la tension artérielle. Enfin, comme preuve à l'appui de sa façon d'interpréter les lésions rénales, l'auteur invoque les faits où, grâce à l'existence de conditions spéciales détournant sur la peau ou l'intestin le travail d'excrétion supplémentaire, les reins restent indemnes d'altérations scléreuses, malgré l'existence des conditions ordinaires de leur production (intoxications, élévation de tension et altérations vasculaires généralisées). Des faits de ce genre ont été, paraît-il, observés, entre autres, sur des chauffeurs. L'auteur propose, pour les cas chroniques, le nom de *Dégénérescence fibroïde artério-capillaire* (arterio-capillary fibrosis), qui rendrait mieux compte de la nature des lésions primitives. Il voudrait, en outre, pour les distinguer des autres formes d'albuminurie confondues avec elles sous le nom de maladies de Bright, classer les formes où l'on observe ces symptômes sous le titre de *Congestion excrétoire aiguë ou chronique*. Le principal avantage de ce titre serait de donner à la fois l'idée de la nature du processus pathologique et de la localisation des lésions.

En lisant le travail de M. Mahomed, nous avons été frappé des nombreuses analogies qui existent entre ses observations et les nôtres, quoiqu'il ait étudié les faits à un point de vue différent. Le tracé du pouls de la figure 3 ressemble exactement aux tracés pris par M. M... comme types, et on y retrouve les principaux caractères indiqués par ce dernier, brusquerie et amplitude de la ligne d'ascension, ondée dicrotique très-peu marquée, prolongation de la systole artérielle, caractérisée par l'obliquité et la courbure de la ligne de

descente. M. Mahomed a observé aussi, dans ces conditions, le triple bruit cardiaque, et nous le trouvons
noté une fois ou deux dans ses observations; mais il le
considère, sur la foi de M. Sibson, comme dû à un dédoublement dépendant directement de la tension artérielle, et ce signe est laissé par lui complètement dans
l'ombre. Il n'en est pas moins permis de rapprocher le
parallélisme qu'il a constaté entre les variations de tension artérielle et les réactions chimiques de l'urine, de
ce que nous avons observé chez la plupart de nos malades en nous occupant surtout du rapport du phénomène acoustique avec l'albuminurie.

Quant à la théorie générale de M. Mahomed, qui a
formulé catégoriquement une idée émise déjà comme
comme hypothèse par quelques observateurs, savoir l'interprétation par le fait d'une maladie générale des accidents rapportés aux néphrites interstitielles, il faudra,
croyons-nous, pour la faire accepter, de nouvelles recherches. Cependant, certains faits connus peuvent être
ajoutés à ceux que l'auteur allègue comme preuves de
sa théorie ; c'est la fréquence relative de la cirrhose du
foie; c'est encore le fait que, sur cinq ou six cas de
pneumonie chronique interstitielle observés à la Salpê-
trière, M. Charcot (1) a vu deux fois la néphrite interstitielle avec albuminurie.

L'hypothèse d'une affection primitivement vasculaire
et généralisée rend, du reste, compte de bien des faits,
et, en particulier, de la dilatation et de l'hypertrophie
consécutive du cœur, d'une façon plus satisfaisante que
la théorie de Traube, défendue encore avec vigueur en

(1) Cours cité. Prog. méd., 1874, p. 709.

Angleterre par M. J. Johnson (1). Les faits cités plus haut, où le point de départ de la maladie ne semble pas laisser de doutes sur son origine rénale, paraissent, il est vrai, en contradiction avec la théorie de M. Mahomed. Il est possible cependant d'admettre, dans ces cas, que le trouble de la sécrétion urinaire a agi comme cause d'intoxication générale, ou encore que les lésions irritatives du rein ont été, chez un sujet prédisposé, la cause occasionnelle du développement de la maladie générale; cette dernière hypothèse est justifiée par la rareté de ces faits, malgré la fréquence des affections des voies urinaires qui semblent susceptibles de leur donner naissance.

Cette théorie permettrait enfin d'expliquer les contradictions qui existent entre la gravité apparente des diverses formes de maladie de Bright et leur pronostic réel. On peut voir guérir rapidement et complètement un malade atteint d'une poussée aiguë de maladie de Bright, et présentantant un état en apparence désespéré, anasarque généralisée, épanchement considérable dans les cavités séreuses, flots d'albumine dans l'urine, accidents urémiques graves. A côté de ceci, on observe chez un autre sujet, à peine malade, quelques malaises insignifiants en apparence; on trouve dans l'urine des traces d'albumine, mais le malade n'en perd que des quantités insignifiantes; il n'a pas d'œdème, aucun symptôme grave en apparence, et cependant la maladie va progresser d'une façon constante et peut, si elle prend une marche un peu plus rapide, amener la mort en quelques mois. Il s'agissait, dans le

(1) Bristish med. Journal, 1874, p. 741.

premier cas, d'une affection véritablement rénale, localisée, dont la guérison ne laisse subsister aucun trouble; dans le second, d'une néphrite chronique interstitielle dont la marche progressive et, pour ainsi dire,
fatale, est expliquée par le fait d'altérations généralisées
de tout l'appareil circulatoire.

C'est donc, pensons-nous, dans ce sens qu'il faudra
pousser les recherches nouvelles. Quel que doive être le
résultat qu'elles amèneront, au point de vue théorique,
nous croyons qu'il sera utile de pouvoir appliquer au
diagnostic de ce groupe de maladies, la perception d'un
signe acoustique, le bruit de galop, que nos observations nous donnent jusqu'ici le droit de regarder comme
comme leur étant lié d'une facon constante.

CHAPITRE IV.

Nous donnons ici, autant que possible dans l'ordre de classification adopté dans le dernier chapitre, les observations qui n'ont pas trouvé place dans notre texte. Sauf pour les premières, auxquelles l'autopsie donne une valeur particulière, nous nous bornerons à résumer les faits qui ont trait directement à notre sujet, signalant simplement l'existence du bruit de galop, lorsque celui-ci n'offrira pas de modifications spéciales. Nous placerons en dernier lieu l'observation comparative d'hypertrophie simple du cœur sans bruit de galop et sans albuminurie, d'où nous avons tiré les tracés II et IV.

Obs. XII (Rendu et Exchaquet). — Néphrite interstitielle chronique. Hypertrophie du cœur sans lésions d'orifices. Bruit de galop. Mort. Autopsie.

Jean B...., âgé de 70 ans, tailleur, entré le 15 novembre 1874 dans le service de M. Potain, salle Saint-Louis n° 23. C'est un homme vigoureux, habituellement bien portant, il a eu en 1850 des douleurs rhumatismales ; jamais de rhumatisme aigu, pas d'antécédents goutteux ou alcooliques.—Depuis trois ans le malade s'est aperçu qu'il urinait davantage, il est obligé de se relever plusieurs fois par nuit pour uriner. Depuis trois mois environ il se sent oppressé, dort mal, la marche provoque facilement des accès d'oppression ; les jambes sont enflées depuis cinq à six jours et la dyspnée est devenue très-pénible.

A son entrée la dyspnée est extrême, pas de toux, pas d'expectoration. Le cœur est gros, 17 cent. sur 12, bat dans le sixième espace intercostal, on entend un bruit de galop qui n'est pas constant : on ne trouve aucun souffle, aucun signe de lesion d'orifices ; les battements du cœur sont irréguliers et présentent quelques intermittences. Congestion pulmonaire de deux côtés, à droite épanchement pleural remontant au milieu de la poitrine. Foie gros (17 cent. dans la ligne mamillaire) et douleureux à la percussion. Le malade rend en 24 heures environ 1,800 cc. d'urine, contenant une petite quantité d'albumine. (Ventouses sèches. Eau de Sedlitz. Régime lacté).

Pendant tout le mois de décembre, l'état général s'améliore lentement, l'épanchement disparaît; au commencement de janvier, la respiration est assez calme, mais le malade continue à se plaindre de temps en temps d'accès d'oppression et de douleurs dans la région précordiale. Le malade urine 600 à 800 gr. par jour, l'urine donne toujours, par la chaleur, un léger nuage persistant malgré l'addition d'acide acétique. L'épanchement se reproduit à droite au milieu de janvier sans dépasser le tiers inférieur de la poitrine, et pendant quelques jours le malade est très-oppressé. Dans les derniers jours de janvier il se fait une poussée de congestion pulmonaire et de bronchite (crachats sanglants, râles crépitants et sous-crépitants), le cœur mesure 18 et 15 cent.; l'urine est de plus en plus rare (digitale). Sous l'influence du traitement la diurèse s'élève à un litre par jour (albumine); le bruit de galop continue à être entendu avec netteté pendant tout le mois de février.

Au commencement de mars le malade éprouve des symptômes de digitalisme, le 9 mars on ne sent au pouls que 40 pulsations par minute, le bruit de galop a disparu.

Au milieu de mars survient une nouvelle poussée de congestion pulmonaire, puis à partir du commencement d'avril l'état général s'aggrave en même temps que l'anasarque se généralise. Au milieu du mois apparaît sur les jambes très-distendues une poussée d'eczéma aigu (eczéma rubrum), qui se généralise rapidement et disparaît au bout d'une quinzaine. L'urine rare (400 à 500 gr. par jour) contient beaucoup plus d'albumine. Le malade succombe le 8 mai après avoir présenté. dans les quinze derniers jours de sa vie des symptômes d'urémie lente; somnolence et délire

A l'autopsie on trouva le cœur hypertrophié (épaississement manifeste des parois de l'oreillette et du ventricule gauche); les valvules fonctionnent bien et ne présentent comme altérations qu'un léger épaississement de leur bord libre. La dimension des orifices sont les suivantes : orif. tricuspide 14 cent., orif. pulm. 9 cent., orf. mitral 11 cent., orif. aortique 77 milim.

Athérome de l'aorte et des artères coronaires, l'artère coronaire antérieure très-rétrécie.

Les reins sont atrophiés, pèsent 118 et 122 gr.; l'atrophie porte surtout sur la substance corticale. L'examen microscopique fait par M. Malassez, montre partout des altérations de cirrhose. Les glomérules sont les uns complètement fibreux; sur d'autres on voit du tissu conjonctif à l'état embryonnaire. Hypertrophie générale du tissu conjonctif interstitiel et infiltration d'éléments jeunes dans les pyramides de terrain, autour des glomérules. Mêmes altérations dans la substance pyramidale,

Obs. XIII (Rendu et Exchaquet). — Hypertrophie et Dilatation du cœur sans lésions d'orifices. Axystolie. Ascite. A l'autopsie lésion de néphrite interstitielle.

Pauline V..., 48 ans, blanchisseuse, entrée, le 14 novembre 1874, dans le service de M. Potain, dans un état d'asystolie complet. Il y a un an elle eut une attaque de rhumatisme articulaire aigu, depuis six mois elle éprouve de l'oppression et les troubles fonctionnels d'une affectation cardiaque. Œdème des jambes depuis trois mois, actuellement anasarque généralisée et ascite considérable. Le cœur volumineux bat régulièrement, l'impulsion se fait sentir sur une large surface, on ne trouve aucun bruit de souffle, mais on entend un bruit de galop assez prononcé ayant son maximum au voisinage de la pointe près du bord gauche du sternum. Veines du cou distendues sans pouls veineux, congestion pulmonaire. Albumine dans l'urine.

Le lendemain de l'entrée on ponctionne l'ascite, la dyspnée étant devenue extrême. Le surlendemain (17 nov.) apparaît sur les cuisses un érysipèle qui s'étend les jours suivants aux jambes et au tronc; cependant, depuis la ponction, sous l'influence d'un traitement approprié (Régime lacté. Eau de vie allemande. Tisane d'uva ursi) l'état général s'améliore et les bruits du cœur, toujours réguliers et lents, deviennent complètement normaux. A partir du commencement de décembre, la diurèse devient abondante (digitale) et l'œdème des jambes diminue, mais l'ascite augmente et se reproduit rapidement après la ponction qu'on est obligé de repéter le 16 décembre; d'ailleurs l'appétit et le sommeil sont conservés, la respiration est facile, le cœur tranquille sans bruit anormal.

Le 2 janvier 1875, on entend de nouveau un bruit de galop très-manifeste, mais la diurèse diminue et le pouls reste fréquent (102 et 108) malgré l'emploi de la digitale. Une ponction le 9 janvier, (10 litres), reproduction rapide de l'épanchement et deuxième ponction dans les premiers jours de février. — Le bruit de galop continue à être entendu jusqu'à la fin de la vie; l'urine toujours peu abondante contient pendant toute la dernière période une forte proportion d'albumine. Mort le 24 février.

A l'autopsie on trouve, avec un épanchement ascitique abondant, des traces de péritonite, quelques adhérences intestinales.

Le foie est petit, résistant, sa capsule épaissie. Les lobules hépatiques, jaunâtres à la périphérie, rouges et semi-transparents au centre, présentent, à l'examen microscopique, des lésions de dégénérescence graisseuse périphérique (Malassez).

Les reins arrivés au dernier degré de l'atrophie pèsent 55 et 60 grammes. La capsule épaissie est très-adhérente; au-dessous on trouve un type de rein granuleux et atrophié, parsemé de quelques petits kystes superficiels, et présentant à la coupe quelques petits grains durs et jaunâtres. La substance corticale est jaunâtre et décolorée, les pyramides ont une teinte rosée. Les vaisseaux, très-visibles, paraissent hypertrophiés.

Le cœur est globuleux, contracté et dur, sans augmentation notable de volume. Le cœur droit est normal, l'orifice tricuspide mesure 12 cent., l'orifice pulmonaire 8 cent. de circonférence. Les parois du ventricule gauche sont épaissies et paraissent par places fibreuses, elles ont une épaisseur de 14 à 15 millim. Les valvules paraissent fonctionner normalement; on ne constate qu'un léger épaississement du bord libre de la valvule mitrale. L'orifice mitral mesure 9 cent., l'orifice aortique 72 milim. de circonférence. Les valvules sigmoïdes sont saines.

Les poumons sont sains, mais œdématiés.

L'examen histologique des reins, fait par M. Malassez, montre qu'il s'agit bien d'une cirrhose rénale (néphrite interstitielle). On constate dans la substance tubuleuse une hypertrophie du tissu conjonctif; les tubes eux-mêmes sont en partie malades, quelques-uns sont remplis de matière colloïde, d'autres présentent des traces de desquamation épithéliale, d'autres sont atrophiés et aplatis.

Dans la substance corticale, on constate également l'hypertrophie du tissu conjonctif des pyramides de terrain; les glomérules de Malpighi sont granuleux, quelques-uns complètement fibreux. Les tubes interpyramidaux sont gros et dilatés.

Les vaisseaux présentent des lésions d'endartérite.

Obs. XIV (par M. Rendu). — Néphrite interstitielle. Affection cardiaque. Bruit de galop et congestions viscérales. Améliorations par le bromure de camphre. Régime lacté et digitale non tolérés. Rechute. Mort. Autopsie.

Joseph M..., âgé de 51 ans, cordonnier, entré le 15 octobre 1874 dans le service de M. Potain, souffre, depuis 1870, d'une oppression presque continuelle; l'an dernier pleurésie gauche, ponction et guérison. Depuis quatre mois les signes fonctionnels d'une affection cardiaque s'accentuent davantage, et depuis huit jours les jambes sont œdématiées. Facies pâle sans bouffissure avec quelques varicosités aux joues. Le cœur est volumineux (17 et 12 cent.), la pointe bat dans le sixième espace intercostal en dehors du mamelon. On entend un bruit de galop très-fort; le premier choc est perçu à la fin de la diastole et précède le bruit systolique qui est fort, mais sourd; le deuxième bruit est sourd et mal frappé. — Veines jugulaires dilatées, avec des battements marqués.

Le foie énorme remplissant le tiers de la cavité abdominale présente également des battements; mais son affaissement coïncide avec la pulsation artérielle. — Congestion pulmonaire aux deux bases, surtout à gauche. — La présence de l'albumine dans l'urine est constatée depuis plusieurs mois. — On trouve, en l'interrogeant, qu'il éprouve depuis bien des années de la polyurie, mais n'a pas eu jusqu'ici de tendances aux hydropisies.

Traité d'abord par la digitale et le régime lacté, le malade n'éprouve aucune amélioration; sous l'influence du bromure de camphre (40 à 60 centigr.) il y a au bout de quelques jours sédation notable de tous les accidents. Les battements veineux et le battement diastolique du cœur disparaissent; le choc du ventricule qui constituait le premier temps du bruit de galop lui-même a presque disparu. — Le 5 novembre on ne trouve plus des symptômes indiqués que la congestion du foie, on ne trouve plus d'albumine dans l'urine. — Le malade quitte l'hôpital le 15 novembre conservant un peu d'oppression quand il monte les escaliers, on entend encore le bruit de galop, mais moins marqué.

Il rentre dans les derniers jours de décembre dans un état d'asystolie que le traitement ne réussit pas à dissiper et meurt au commencement de janvier.

L'examen histologique des reins qui, à l'œil nu présentaient les lésions de l'atrophie scléreuse, a été fait par M. Malassez. On constate partout des altérations de cirrhose, hypertrophie du tissu conjonctif interstitiel dans la substance tubuleuse et la substance corticale; dégénérescence des glomérules de Malpighi, les uns granuleux, d'autres fibreux. Lésions d'endartérite.

Obs. XV (D'après les notes de notre collègue et ami M. Ouffer). — Néphrite interstitielle chronique (rein contracté). Dilatation du cœur. Bruit de galop. Pleuro-pneumonie et péricardite. Mort. Autopsie.

Adèle R.,.., âgée de 49 ans, entre dans le service de M. Potain le 12 juin 1873. Elle a eu il y a deux ans une pneumonie et a été dès lors sujette à l'oppression et à la toux ; depuis trois mois l'oppression est continuelle et les jambes sont enflées (pour la première fois) depuis trois semaines. Elle a éprouvé, il y a quelque temps, des troubles de la vue survenus brusquement. Pas d'appétit, constipation, quelques vomissements. Congestion pulmonaire aux deux bases.

Le cœur est augmenté de volume et fait entendre un bruit de galop. L'urine est albumineuse.

Les jambes sont œdematiées, pas d'ascite.

La malade présente, dans les jours qui suivent son entrée, quelques épistaxis.

Le 17 juin, on entend le bruit de galop moins nettement qu'à l'entrée; son maximum est situé près du mamelon au niveau de la partie moyenne de la matité précordiale ; le rhythme du galop est nettement perceptible à la palpation. Le pouls est à 92 pulsations, très-dur.

L'œdème et l'oppression augmentent, et la malade succombe le 27 juin, avec des signes de pneumonie et de péricardite constatés dans les trois derniers jours de la vie.

Autopsie. Traces de péricardite récente, adhérences et fausses membranes. Le cœur mesure 12 cent. de la naissance de l'artère pulmonaire à la pointe, même dimension transversalement. —Dilatation de l'oreillette droite, valvule tricuspide saine, valves à peine un peu épaissies par places; la circonférence mesure 11 centim.

Orifice pulmonaire normal, valvules sigmoïdes saines. Les parois ventriculaires fermes ont une épaisseur de 7 millim.

Oreillette gauche très-volumineuse distendue par un caillot mou, parois épaisses,

Ventricule gauche, parois pâles, fermes, épaissies (2 cent.).

Valvule mitrale suffisante, Épaississement du bord libre. Circonférence, 9 cent. — Orifice aortique, circ. 75 millim.

Valvules sigmoïdes saines, plaques d'athérome assez nombreuses dans l'aorte; l'orifice des artères coronaires est libre, celles-ci sont très-athéromateuses mais perméables sans trace de rétrécissement.

Rein gauche petit, peu déformé, marbré de taches jaunâtres, substance corticale atrophiée et jaunâtre, pyramides injectées, artère rénale athéromateuse.

Rein droit. Même volume que le gauche; capsule adhérente par places, surface inégale et jaunâtre. — Congestion plus marquée qu'à gauche. Foie muscade volumineux, rate grosse, ferme, Epanchement abondant dans la plèvre gauche, pneumonie de tout le lobe inférieur du poumon gauche.

Obs. XVI. — Néphrite parenchymateuse et interstitielle. Bruit de galop pendant la vie. Autopsie. Note de M. Rendu.

L'an dernier, M. Delpech fit appeler, un matin, M. Potain, pour une malade de son service, âgée de 19 ans, qui avait tous les symptômes d'un œdème de la glotte survenu dans le cours d'une maladie de Bright. Il n'y avait guère que six semaines qu'elle était malade, et les accidents avaient suivi une marche aiguë. D'ailleurs rien ne manquait au tableau : urines pâles, peu abondantes, contenant des flots d'albumine; cylindres hyalins et granulo-graisseux innombrables mêlés à du sang en petite quantité; anasarque généralisée, bouffissure des paupières, troubles de la vue, céphalée habituelle, inappétence et parfois vomissements, tels étaient les symptômes observés. De plus, elle éprouvait depuis trois jours de la gêne de la déglutition et les accidents de la laryngite œdémateuse s'étaient de plus en plus caractérisés.

En l'examinant attentivement, M. Potain me fit remarquer qu'il existait chez cette malade un bruit de galop des plus prononcés; or, elle n'avait jamais eu le moindre symptôme d'affection cardiaque.— Quelques jours après, la malade chez laquelle était survenu de l'hydrothorax succomba dans un accès de suffocation.

L'autopsie montra des lésions rénales représentant trait pour trait, à l'œil nu, la description classique du gros rein blanc de la néphrite parenchymateuse.

Les reins étaient gros, anémiques, translucides et en apparence manifestement graisseux, avec congestion des pyramides. Or, à l'examen microscopique, on trouva non-seulement des lésions épithéliales dégénératives, mais encore une prolifération interstitielle des plus complètes dans la région corticale et les glomérules. En un mot, la néphrite était surtout interstitielle à évolution aiguë. Le cœur n'était pas d'un volume excessif et ne présentait pas d'altérations marquées.

Obs. XVII (par M. Rendu). — Aortite chronique. Hypertrophie et dilatation du cœur consécutives sans insuffisance tricuspide malgré des battements jugulaires et hépatiques fort apparents. Accès de suffocation douloureux. Mort. A l'autopsie rétrécissement excessif de l'artère coronaire gauche.

Jules F..., âgé de 50 ans, paveur, entre dans le service de M. Potain le 14 avril 1874.

Depuis plusieurs mois, il éprouve de l'oppression et a eu plusieurs fois les jambes enflées. A son entrée, il présente une dyspnée extrême avec toux fréquente et quinteuse ; on constate des signes d'emphysème et de bronchite.

Le cœur est dilaté, bat dans la 6e espace, l'impulsion est faible ; on entend un bruit de galop très-net ayant son maximum d'intensité à la région de la pointe, il n'existe aucun souffle cardiaque. — Le foie est gros, douloureux à la percussion. Battements très-marqués des jugulaires et du foie, les traces sphygmographiques montrent que ces battements se font suivant le rhythme normal avec la double dépression habituelle, il n'y a pas d'insuffisance tricuspide. — L'oppression persiste, le malade ne peut pas rester couché, il existe un peu d'œdème autour des malléoles. — A la fin du mois surviennent des accès de suffocation intense accompagnés d'une angoisse extrême et de douleurs thoraciques très-vives. Ce qui caractérise surtout l'affection, c'est la prédominance du bruit de galop qui est très-accusé et s'entend jusqu'à la fin de la vie du malade. Les accès de suffocation fort douloureux se répètent de plus en plus souvent.

A partir du 6 mai, le malade est obligé de passer ses nuits dans un fauteuil, vers le 10 mai des signes d'asystolie plus prononcés se déclarent, le malade tombe dans une somnolence interrompue par des crises de dyspnée et meurt le 13 mai.

Autopsie le 15 mai. Le cœur est énorme et pèse près d'un kilog. Les cavités sont très-distendues surtout au cœur gauche, mais les valvules paraissent fonctionner normalement. L'oreillette gauche est hypertrophiée, mais beaucoup moins distendue que l'oreillette droite qui contient facilement le rein du sujet. — L'aorte, uniformément dilatée, atteint près de 10 cent. de largeur. La crosse est couverte de plaques d'athérome, les valvules sigmoïdes sont épaissies mais ferment bien l'orifice aortique. L'artère coronaire droite est lâche, l'orifice de l'artère coronaire gauche est, au contraire, si étroit, qu'il admet à peine l'extrémité d'un stylet. Le myocarde est mou et manifestement graisseux. — Poumons œdématiés sans autres altérations. Foie muscade volumineux. Reins congestionnés volumineux ne présentant des traces de néphrite appréciables qu'au voisinage de quelques glomérules.

Obs. XVIII (personnelle). — Dégénérescence amyloïde des reins chez un tuberculeux. Albuminurie. Bruit de galop. Phénomènes urémiques. Mort. Autopsie. Dégénérescence amyloïde et lésions scléreuses des reins.

Jean M..., âgé de 41 ans, scieur de pierre, entre dans le service de M. Potain le 7 mai 1875.

Il présente des antécédents de tuberculose héréditaire et tousse contnuellement depuis six ou sept ans. Il a eu pour la première fois, pendant le siége, de la bouffissure de la face et de l'œdème fugace de différentes parties du corps; ces accidents se sont reproduits dès lors à différentes reprises sans que son état général en souffrît. Il y a deux ans troubles de la vue. Depuis quelques mois, il éprouve des palpitations et souffre d'accès d'étouffements revenant au moindre effort. Les membres inférieurs se sont œdématiés depuis une quinzaine; les fonctions digestives ont conservé leur intégrité.

Malade amaigri et anémié mais non cachectique; on constate au sommet du poumon droit des phénomènes cavitaires, lésions moins avancées au sommet gauche. Le cœur mesure 16 et 11 cent., son impulsion est très-faible; cependant on entend un bruit de galop prononcé. L'urine contient beaucoup d'albumine. — L'œdème augmente rapidement, gagne le scrotum et les parois abdominales. L'urine (1,500 à 1,600 gr. par jour) contient beaucoup d'albumine et 4 à 5 gr, d'urée par litre. Le 11 mai, le malade est pris de céphalalgie avec vomissements abondants et diarrhée, ces symptômes disparaissent au bout de deux jours, mais le 16 mai le malade est pris d'un délire tranquille, un état de torpeur interrompu de temps à autre par un cri, cet état comateux persiste, s'accentue, sans autres phénomènes, et le malade meurt dans la soirée du 17 mai.

Antopsie le 19 *mai.* Adhérences des poumons, caverne à droite, foyers caséeux disséminés, œdème et congestion hypostatique. Foie mou et gras.

Cœur flasque et mou, dilaté sans épaississement des parois. Les valvules, normales, fonctionnent bien et leur mensuration ne montre pas de dilatation des orifices.

Les reins pèsent 250 et 225 grammes. La capsule s'enlève bien; leur surface extérieure est pâle et lisse; à la coupe, on voit la substance corticale envahie par un tissu lardacé résistant, les pyramides paraissent relativement saines. — L'examen microscopique, dû à M. Malassez, montre, outre la dégénérescence amyloïde des glomérules et d'un certain nombre de vaisseaux de la substance pyramidale, une infiltration d'éléments embryonnaires nombreux autour de quelques glomérules superficiels.

Obs. XIX (personnelle). — Rétrécissement et insuffisance mitrale. Bruit de galop. Albuminurie. Accidents probablement urémiques. Mort. A l'autopsie atrophie et sclérose probable des reins.

A. F..., àgée de 55 ans, femme de ménage. entre dans le service de M. Potain le 25 février 1870. Ne présente aucun antécédent morbide ou héréditaire à noter. Depuis dix-huit mois elle s'affaiblit et a dû cesser de travailler depuis six mois ; pas de toux, pas de diarrhée, ni de vomissements ; elle éprouve surtout de la faiblesse des jambes, qui sont souvent enflées, et des accès d'oppression de plus en plus fréquents depuis quelques mois, mais sans palpitations.

Malade amaigrie, pâle et d'aspect cachectique ; un peu de congestion pulmonaire aux deux bases sans lésions pulmonaires appréciables. Le cœur, un peu gros, présente des signes de rétrécissement et insuffisance mitrale, frémissement, souffle présystolique léger et souffle systolique à la pointe. Après avoir été un peu mieux pendant quelques jours, elle tombe le 4 mars dans un état de prostration extrême qui persiste les jours suivants, c'est à peine si on parvient à éveiller l'attention de la malade et à lui arracher quelques réponses dépourvues de sens. La nuit elle est agitée, cherche à se lever et présente un délire manifeste.

Le 6 mars, cet état persiste ; on entend au cœur un bruit de galop assez marqué ; l'urine obtenue par le cathétérisme est trouble et contient beaucoup d'albumine ; au microscope, on y trouve des globules de pus et des globules rouges en assez grand nombre.

Du 9 au 11, toute trace de cet état comateux disparaît, la malade mange, s'assied seule sur son lit, parle avec facilité, ne souffre pas de la tête et n'a pas grande oppression.

Dans la nuit suivante, le délire reparaît avec une agitation extrême ; le 12, elle est dans un coma complet qui persiste et la mort survient le 14 à dix heures du soir.

Autopsie le 16 mars. Pas de lésions pulmonaires notables. Le cœur est assez volumineux, mais mou et flasque. La valvule tricuspide est à peine épaissie et mesure 11 cent. La valvule mitrale présente la forme classique en entonnoir du rétrécissement avec insuffisance ; son orifice n'a que 7 cent. Le ventricule gauche est dilaté ; orifices artériels sains ; athérome de l'aorte. Foie muscade.

Reins petits et mous. A gauche, la capsule est très-adhérente, la surface granuleuse et ferme ; la substance corticale est atrophiée, les pyramides un peu injectées. A droite, capsule moins adhérente ; le bassinet et l'urèthre présentent une injection très-marquée.

Obs. XX (personnelle). — (Bulletin soc. anat., 1875, p. 18.) Pleurésie et péricardite aiguës. Bruit de galop. Albuminurie. A l'autopsie, néphrite interstitielle. Absence du rein de l'ovaire et de la trompe gauche.

R... (Marie), âgée de 62 ans, entre dans le service de M. Potain le 2 janvier 1875. Elle présente une oppression considérable sans douleur localisée ; on trouve à la base du poumon droit de la matité et une respiration rude.

Le 3 janvier, à la visite, on trouve la malade dans le coma, la face et les extrémités cyanosées. Souffle à la base du poumon droit et frottement péricardite aigu. On entend de plus au cœur un bruit de galop qui, avec l'état comateux, fait diagnostiquer à M. Potain l'existence d'une néphrite interstitielle chronique avec péricardite aiguë. Le lendemain on obtient par le cathétérisme un peu d'urine contenant une légère proportion d'albumine. Le coma persiste et la malade meurt le 4 janvier dans la soirée.

A l'autopsie on trouve à droite des adhérences pleurales anciennes, un épanchement séreux peu abondant et de l'hépatisation du lobe inférieur.

Au cœur quelques plaques de péricardite récente ; le cœur droit est dilaté et aminci ; le cœur gauche présente un degré moyen d'hypertrophie. Les valvules fonctionnent bien ; on trouve sur les valvules sigmoïdes aortiques et certains points de la valvule mitrale, de petites végétations rougeâtres et un léger épaississement qui paraissent dépendre d'un processus récent.

Le rein unique occupe à droite la position ordinaire du rein droit ; il est long de près de 14 cent. et pèse environ 200 gr. La surface après ablation de la capsule est parsemée de petits kystes très-nombreux. La coupe montre une sclérose considérable de la plus grande partie de l'organe ; la substance corticale est résistante et parcourue par des traînées blanchâtres.

On ne distingue plus que deux ou trois pyramides volumineuses et fortement congestionnées.

Le rein et l'urèthre, l'ovaire et la trompe gauches manquent complètement.

Obs. XXI. — Maladie de Bright. Bruit de galop. Dyspnée urémique. Apoplexie pulmonaire. Aphasie. Hémiplégie faciale droite. Hydro-pneumothorax. Mort. Autopsie, par M. le Dr Hervey, (Bulletin de la soc. anat., 1874, p. 29.)

Le nommé Rambourg, âgé de 50 ans, cordonnier, entre dans le service de M. Potain le 13 novembre 1873. Il arrive en proie à une dyspnée extrême ; malade depuis trois semaines environ, a les jambes enflées depuis deux jours et urine à peine depuis trente-six heures ; l'urine est notablement albumineuse. On ne trouve pas d'antécédents bien nets. Congestion pulmonaire ; constipation ; cœur de volume à peu près normal (14 et 12 1/2 cent.) Bruits du cœurs faibles, mais normaux.

26 novembre. On entend au cœur un bruit de galop assez prononcé ; l'œdème augmente ; l'urine est peu abondante. Le malade meurt le 7 décembre, après avoir présenté la série d'accidents énumérés dans le titre de l'observation.

Autopsie. — Cœur : l'oreillette gauche est modérement spacieuse, remplie de caillots mous ; l'oreillette droite est dilatée, large et renferme des caillots anciens assez adhérents. L'orifice tricuspide dilaté mesure 12 cent.; les parois du ventricule droit ont 12 mill. d'épaisseur.

L'orifice mitral sain mesure 10 cent. ; les parois du ventricule gauche sont épaisses (cœur d'atrophie rénale); elles mesurent 18 mill. d'épaisseur.

Les reins sont atrophiés ; le gauche mesure 10 cent., le droit 9. La capsule est adhérente et entraîne avec elle le tissu de la substance corticale ; la surface de celle-ci est inégale, un peu granuleuse. La substance corticale a une coloration gris jaunâtre ; en plusieurs points, elle a presque disparu à la base de quelques pyramides.

Obs. XXII. — Symptôme de polyurie ancienne. Début aigü de néphrite prenant rapidement les allures d'une maladie de Bright, (par M. le Dʳ Rendu.) .

Julien B..., âgé de 56 ans, garçon de chantier, entre le 27 mars 1875, dans le service de M. Gubler. C'est un homme fortement constitué, n'a jamais été malade ; pas de rhumatisme ni d'alcoolisme.

Depuis six à huit mois il était obligé de se relever deux ou trois fois la nuit pour uriner, mais sans que sa santé en souffrît.

Il y a quinze jours, frisson violent, courbature. Dès le lendemain œdème de la face et céphalalgie intense qui dure quatre ou cinq jours, puis l'œdème, qui dominait à la face, apparaît aux membres inférieurs.

A son entrée à l'hopital, B... ne se plaint que d'une oppression considérable et de l'œdème des jambes.

L'examen du cœur montre que l'organe est assez volumineux ; pas de souffle apréciable, mais le premier bruit est manifestement double, bruit de galop prolongé. Ce signe fait examiner les urines qu'on trouve nettement albumineuses et même un peu purulentes.

Les poumons présentent des signes de congestion à la base des deux côtés. Le foie est gros, sensible à la pression.

Diagnostic. — Néphrite interstitielle ancienne, poussée aiguë récente. (8 ventouses scarifiées, régime lacté, tannin, chiendent nitré.)

Le 29. La dyspnée persiste ; anasarque sensible ; un peu d'ascite.

Le 31. Amélioration sensible ; pas de fièvre, moins de dyspnée ; ce matin on ne constate plus le bruit de galop.

A partir du commencement d'avril, l'état du malade va en s'aggravant ; l'œdème prend des proportions considérables aux membres inférieurs et au scrotum ; l'ascite augmente rapidement ; vers le milieu d'avril apparaît un léger épanchement pleural à gauche. Le bruit de galop est encore entendu à différentes reprises. On épuise successivement la série des diurétiques : oxymel diurétique, digitale, vin diurétique, jaborandi. Les urines se maintiennent toujours entre 1,000 et 1,200 grammes et contiennent des flots d'albumine. L'œdème augmente à la partie inférieure du corps ; cependant, malgré la quantité de liquide infiltré dans l'abdomen et les membres inférieurs, la face et les bras ne sont pas tuméfiés

et la vue n'est pas troublée. Mais le malade n'a aucun appétit ;
de temps à autre il éprouve des nausées, de la céphalalgie, il est
surtout profondément découragé et a la nostalgie de l'hôpital.

Il demande sa sortie le 5 mai.

Obs. XXIII (personnelle). — Bruit de galop. Albuminurie légère.

B..., âgé de 30 ans, employé au chemin de fer, se présenta le
20 mars 1870 à la consultation de M. Potain à l'hôpital Necker.
Depuis quelque temps il se fatigue vite et a presque continuellement
une sensation d'oppression, mais surtout la nuit ; a conservé son
appétit. La face est pâle, légèrement bouffie, les jambes ne sont
pas œdématiées, mais l'ont été ces derniers jours.

A l'auscultation du cœur, on trouve les bruits réguliers, en général
normaux, de temps en temps le premier bruit est un peu retardé,
donne à l'oreille la sensation d'un choc graduel autant que d'un
bruit, le rhythme est celui du bruit de galop, mais à peine esquissé.
L'urine, rendue sur place, donne un léger précipité d'albumine.

Le malade reparaît à la consultation le 25 mars ; il a toujours
de l'oppression, mais se trouve un peu plus fort et dort mieux. La
face est moins bouffie. Pouls réguliers et lent (60). Les battements
du cœur ont encore le même caractère, le premier bruit est précédé d'un bruit vague, mal défini, l'urine apportée par le malade
contient une quantité très-faible d'albumine. — A partir de ce
jour on n'a plus de ses nouvelles.

Obs. XXIV. — Congestion pulmonaire liée à une poussée de néphrite
aiguë. Urines rares et albumineuses. Persistance du bruit de galop
cardiaque tout le temps que dure la néphrite. Guérison, par M. le
Dr Rendu.

Marie D..., âgée de 73 ans, femme robuste et sans antécédents
morbides notables, entre le 30 mars 1875 dans le service de
M. Gubler à l'hôpital Beaujon. Après 7 ou 8 jours de maladie, elle
a été prise il y a 4 jours d'un frisson avec point de côté à gauche
et entre avec les signes rationnels d'une pneumonie dont aucun
signe local accentué n'affirme l'existence. Constipation opiniâtre,
langue saburrale, T. 39°. P. 100, dur, un peu inégal et irrégulier,
pas de souffle au cœur. — Le lendemain on constate un bruit de
galop manifeste. Les urines rares, chargées, renferment une assez
forte proportion d'albumine.

Le 8 avril la fièvre est tombée, le cœur bat régulièrement,
l'urine ne renferme qu'une quantité insignifiante d'albumine.

Le 12 on note un peu de fièvre, pouls dur, le bruit de
galop reparaît plus marqué, l'urine est notablement albumineuse.

Il se fait à partir de ce moment une amélioration progressive ;
le 19 les urines sont au chiffre de 1500 gr. par jour et ne contiennent
plus trace d'albumine. Le bruit de galop a presque totalement disparu, on en retrouve à peine quelque vestige de temps à autre en
auscultant avec beaucoup d'attention.

Exchaquet.   6

Le mieux s'accentue, mais le départ de la malade est retardé par l'apparition d'une névralgie faciale très-intense qui persiste pendant une quinzaine ; elle quitte l'hôpital, guérie, le 12 mai.

Obs. XXV. — Néphrite aiguë a frigore : Dyspnée albuminurique. Urines sanglantes. Guérison rapide, par M. le Dr Rendu.

Emile M..., âgé de 28 ans, employé, entre le 8 juin 1874 dans le service de M. Potain, salle Saint-Louis n° 18. Il n'a jamais été malade jusqu'ici, travaille dans un bureau fermé ; il se rappelle avoir eu froid étant en sueur après une course rapide ; il fut pris à la suite d'une douleur lombaire avec une sensation de barre sur l'épigastre et de constriction à la base du thorax. En même temps, céphalalgie vive, agitation et même délire la nuit. Ce n'est que vers le troisième jour que son affection a pris une tournure grave et qu'il a été pris de dyspnée et d'anasarque.

État actuel, huitième jour. Pâleur des téguments : bouffissure de la peau du tronc, à la face. Œdème blanc non douloureux. — Pyspnée extrême allant à l'orthopnée ; toux assez fréquente, expectoration pénible, peu abondante, sans caractères particuliers.

Battements du cœur violents et précipités, mais sans bruit anormal.

Submatité aux deux bases du thorax : diminution des vibrations thoraciques, respiration faible, quelques râles (oedème et congestion pulmonaire).

Céphalagie persistante, mais assez modérée depuis une épistaxis assez forte qui l'a beaucoup soulagé, aucun trouble de la vue.

Pas de vomissements, inappétence.

Pouls à 96 puls. dépressible, temp. à 39°5, resp. 48. Urines assez rares, elles ont été au début semblables à de l'eau de café, actuellement elles sont encore brunes, fétides et rares, contiennent des flots d'albumine.

Diagnostic. Néphrite aiguë à frigore. Dyspnée albuminurique. (8 ventouses scarifiées à la région lombaire).

9 juin. Soulagement considérable à la suite des ventouses. Le pouls est à 80°, la température tombée à 38°2. Les bruits du cœur sont nets, sans modification du rhythme, pas d'augmentation de la matité précordiale, l'anasarque est modérée. (10 ventouses scarifiées. Régime lacté exclusif. Tisane d'uva-ursi. 3 pilules Bontius.)

L'urine contient 21 grammes d'albumine par litre, on y voit au microscope du sang et des cylindres hyalins en grande quantité.

Le soir l'amélioration persiste. P. 90°. Temp. 38°7. Resp. 30°. Les douleurs des reins ont en partie disparu, le murmure vésiculaire reste encore très-affaibli aux deux bases.

Léger bruit de galop au cœur.

10. P. 84°. T. 37°8. R. 30°. — Expectoration assez abondante de crachats grisâtres. Urine 1 litre, noire et bourbeuse, déjà fortement ammoniacale. 17 gr. d'albumine par litre.

Bruit de galop assez prononcé, palpitations moins fortes.

Soir. Moins d'expectoration, crachats encore purulents, mais moins grisâtres, respiration absolument normale (16 R.) peu de toux, moins de bouffissure. P. 68°, T. 38°4.

11. Le bruit de galop persiste quoique atténué, il s'entend surtout au commencement de l'inspiration. L'urine toujours en petite quantité est très-rouge, mais moins ammoniacale qu'hier. Albumine 9 grammes seulement par litre. P. 68°, T. 37°2. Soir, P. 72° T. 37°6.

12. Albumine 3 gr. par litre. Dans la journée épistaxis. P. 60° T. 36°8. — Soir, P. 60°. T. 37°2.

13. Les urines sont plus abondantes, encore très-foncées et sanglantes, contiennent cependant peu d'albumine (4 gr. par litre). Le soir la température monte à 38°.

14. Sous l'influence du froid la néphrite paraît avoir subi une recrudescence. Les urines sont encore rouges et très-manifestement sanglantes. 2 litres d'urine, 6 gr. d'albumine par litre.

15. Augmentation notable de la proportion du sang dans l'urine qui est d'une couleur groseille très-nette. 2 litres et demi d'urine avec 10 gr. d'albumine par litre, l'état général n'est pas plus mauvais ; l'anasarque a diminué notablement sur le tronc et les membres, mais le scrotum et le fourreau de la verge sont plus œdématiés que jamais. L'oedème pulmonaire diminue considérablement, la respiration s'entend bien il y a encore quelques râles.

16. Même état. Urines un peu moins sanglantes, pourtant encore très-colorées (2 litres dans les 24 heures 8 gr. 90 d'albumine par litre). La température qui s'élevait à 38° le soir depuis trois jours reste aujourd'hui à 37°2.

17. 2 litres et demi d'urine. Albumine 6 gr. 59 par litre.

20. L'urine est beaucoup moins sanglante, la diurèse toujours fort abondante (3 litres). Le scrotum est considérablement désenflé.

21. L'urine ne renferme plus que 1 gr. 60 d'albumine par litre.

23. L'état général est bon, les urines, encore foncées, ne renferment plus de sang et ne contiennent presque plus d'albumine. Le bruit de galop a disparu. La respiration est libre, sans râles. Il ne reste au malade qu'une grande faiblesse.

Le malade part pour Vincennes le 28 juin, il ne reste plus dans les urines que des traces insignifiantes d'albumine.

Obs. XXVI. — Néphrite subaiguë à marche lente. Albuminurie légère. Convalescence très-longue. Etat chlorotique, par M. Rendu.

Léontine P..., âgée de 23 ans, infirmière, entre, le 8 juin 1874, dans le service de M. Potain. Pas de maladie antérieure. Depuis deux ans, troubles de la menstruation et fonctions digestives languissantes.

L'affection actuelle a débuté il y a trois semaines, sous forme d'un embarras gastrique ; malgré un ipéca et deux purgatifs, la malade continue à éprouver de la fatigue, de la courbature, des maux de reins et de la céphalalgie. Elle a, depuis le début des accidents, de l'œdème des jambes et de la face, éprouve quelques étourdissements et quelques troubles de la vue.

Le cœur (15 1/2 centim. de longueur) ne présente pas une impulsion très-intense; on entend un bruit de galop assez régulier; pas de souffle.

Pas de dyspnée marquée, rien aux poumons.

L'urine est fortement albumineuse. Souffle jugulaire faible et sibilant.

Du 10 au 15 juin, la malade a, tous les jours, des épistaxis, assez intenses, le 12, pour nécessiter le tamponnement antérieur, et accompagnées d'une métrorrhagie légère. Le souffle jugulaire s'accentue, et on voit apparaître à la base du cœur un souffle systolique très-léger.

A la fin de juin, la céphalalgie diminue, l'œdème a complètement disparu. L'urine (1800 gr.) ne renferme plus, le 25, que 1 gr. 15 d'albumine par litre.

Le 29 juin, un refroidissement amène une légère recrudescence des douleurs de reins et de tête et un peu de fièvre. Il y a une notable quantité d'albumine dans l'urine; mais l'amélioration se fait rapidement; à partir du 6 juillet, on ne trouve plus aucune trace d'albumine. Les troubles anémiques persistent; mais, peu à peu, les fonctions digestives reprennent leur activité et la malade quitte le service, le 22 août, en assez bon état.

Obs. XXVII. — Anasarque scarlatineuse. Endocardite. Albuminurie légère. Redoublement du premier bruit du cœur. Guérison, par M. Landouzy.

L. (Gabriel), âgé de 8 ans, entre, le 29 septembre 1874, dans le service de M. Labric, aux Enfants-Malades. Il a eu, au commencement de septembre, une scarlatine légère, ne s'est pas alité, mais a été pris, douze jours avant son entrée à l'hôpital, de malaises généraux, deux ou trois jours plus tard de bouffissure. A l'entrée, on trouve une anasarque généralisée, température élevée (40·), un peu d'œdème pulmonaire et un souffle d'endocardite au premier temps et à la base. L'urine rare ne contient ni albumine ni éléments figurés.

L'amélioration se fait rapidement: les bruits du cœur deviennent réguliers, et toute trace de souffle disparaît.

15 octobre. L'anasarque a complètement disparu, et l'enfant semble en pleine convalescence; pendant toute cette période, on ne trouve aucune trace d'albumine dans l'urine.

Le 28. L'enfant éprouve du malaise, de la céphalalgie, ne veut pas manger, etc.; le lendemain la langue est sale, le ventre tendu. L'urine de vingt-quatre heures est tombée de 800 ou 900 gr. a 350 grammes et donne, à la chaleur, un léger nuage albumineux. Le soir on entend un dédoublement du premier bruit du cœur.

Le 30. L'enfant se dit mieux, l'œdème n'a pas reparu. Urine 250 gr., pas d'albumine. Bruit de galop.

Le 31. Bruit de galop des plus nets, nuage albumineux manifeste dans l'urine; on prescrit à l'enfant 15 gouttes de teint. de
digitale dans une potion; le soir prolongement du premier bruit à
la base, dédoublement à la pointe.

1er novembre. Le bruit de galop a son maximum d'intensité entre la base et la pointe. La pointe bat fortement sur le bord supérieur de la cinquième côte. Urine 550 gr., pâle; très-léger nuage
d'albumine. L'état général reste assez bon. Le 2. 300 gr. d'urine
sans albumine, bruit de galop. Le 3. Même rhythme cardiaque,
450 gr. d'urine donnent un très-léger nuage à la chaleur. Le 4, on
n'entend plus le bruit de galop; urine 600 gr. sans albumine; aucun
de ces deux signes ne reparaît, et l'enfant sort complètement guéri le
3 décembre.

Obs. XXVIII. — Néphrite scarlatineuse subaiguë. Rechutes. Guérison,
par M. le Dr Mahomed (Med. chir. Transactions, 1874, p. 209.)

G. A., employé, entre au London, fever Hopital, le 25 janvier
1874, au second jour d'une scarlatine avec éruption profuse qu
arriva rapidement à la période de convalescence sans autre complication qu'une constipation opiniâtre, combattue par l'emploi
répété de purgatifs. Le vingtième jour de sa maladie on trouve,
dans l'urine, un peu d'albumine et la réaction bleue de l'hémoglobine (traitée par le gaïac). Le jour suivant la constipation continue, mêmes réactions de l'urine. Le tracé sphygmographique
montre une élévation considérable de la tension artérielle. Le malade n'a, du reste, aucun des symptômes généraux de l'albuminurie : ni céphalalgie ni douleurs lombaires. Le jour suivant (après
l'emploi d'un purgatif énergique), on ne trouve que des traces d'albumine, la réaction bleue est plus distincte, mêmes caractères
du pouls. La réaction bleue persiste les jours suivants (neuf jours
en tout); l'albumine ne s'est montrée que pendant trois jours et
une fois seulement en quantité un peu considérable. Le tracé
sphygmographique pris tous les jours indique une diminution
graduelle de tension et revient à la forme normale.

On observait, dans ce cas, les signes ordinaires de l'élévation de
tension artérielle indiqués par M. Sibson : choc du cœur violent et
soutenu, le premier bruit sourd et prolongé, redoublé près de la
pointe, mais éloigné et indistinct à la base; second bruit fort et
vibrant. Très-léger œdème des jambes et œdème de la conjonctive,
l'appétit resta bon.

L'albumine reparut à différentes reprises, parfois précédée d'un
frisson, à la suite d'imprudences, pendant un certain temps, chaque fois qu'il se levait; l'apparition de l'albumine coïncidait toujours avec une diminution de l'urée. Il sortit en mars, mais ren-
tra au bout de quelques jours, l'albumine ayant encore reparu
et ne sortit définitivement guéri que cinq mois après son entrée à
l'hôpital.

Obs. XXIX. — Maladie de Bright aiguë. Bruit de galop, note de M. le
  Dr Sibson Mémoire cité. The Lancet, 1874, p. 438.)

Un malade est admis à Saint Mary's Hospital en août 1870, trois
semaines après le début d'une maladie de Bright aiguë (frisson,
dyspnée, douleur lombaire, anasarque aiguë). Un mois après,
lorsque je vis le malade pour la première fois, le pouls était plein,
la pointe battait dans le cinquième espace en dedans du mamelon. Le second bruit cardiaque était fort et vibrant, suivi, à droite
de la partie supérieure du sternum, d'une pulsation aortique sensible à la main; le premier bruit faible et redoublé. L'urine pâle
contenait quelques globules rouges.

Une semaine après, le dédoublement du premier bruit était encore bien marqué, mais on ne le percevait que dans un espace
très-limité au voisinage du mamelon. Le malade quitta l'hôpital,
guéri, trois semaines plus tard.

Obs. XXX. — Hypertrophie du cœur. Affection cardiaque, sans lésions
  d'orifices, probablement consécutive à une affection rénale. Albuminurie. Mort dans le marasme, par M. Rendu.

Eugène M., menuisier, entre, le 2 juillet 1874, dans le service
de M. Potain; il semble atteint d'une affection cardiaque avancée
et a l'aspect amaigri d'un tuberculeux. Il tousse peu et n'a pas une
dyspnée excessive quand il est assis et tranquille, mais le décubitus
dorsal est impossible. Les jambes sont excessivement œdématiées
et éléphantiasiques, le scrotum, les parois abdominales distendues, un peu d'ascite, œdème du dos des mains, le reste du corps
d'une maigreur excessive. Le cœur est volumineux, la pointe bat
dans le septième espace, impulsion faible à l'auscultation; battements réguliers assez précipités, sans souffle ni bruit anormal. Pas
de signes locaux de tuberculose pulmonaire. L'étiologie de l'affection est obscure. On ne trouve aucun antécédent morbide, si ce
n'est une polyurie ou une soif continuelle, remontant à plusieurs
années. L'urine, actuellement rare, est légèrement albumineuse et
contient un peu de sucre. Le lendemain, à la visite, on constate un
bruit de galop très-prononcé.

Le cœur présenta, jusqu'à la fin, les mêmes caractères, battant
lentement et régulièrement sans souffle.

Il alla en s'affaiblissant, vomissant tout ce qu'il prenait, et mou-
rut le 12 août, sans complications pulmonaire ou cardiaque.

L'autopsie n'a pas pu être faite.

Obs. XXXI. — Hypertrophie du cœur. Insuffisance mitrale, léger degré
  d'insuffisance aortique. Bruit de galop et albuminurie. Affection rénale probable, par M. le Dr Rendu.

Antoine G., âgé de 48 ans, jardinier, entré, le 28 mai 1874, dans
le service de M. Potain, n° 14, salle Saint-Lois. Homme robuste,
n'a jamais eu de rhumatismes; depuis quatre ans, quelques palpitations sans oppression ni toux.

Depuis le mois d'octobre dernier, il a commencé à tousser et à se sentir oppressé; il lui est survenu, à cette époque, des accès de suffocation, surtout la nuit, et un peu d'œdème des malléoles. Eu février les accidents augmentent, il fait un premier séjour de trois semaines à l'hôpital; il n'a pas pu dès lors reprendre son travail, l'œdème des jambes, la dyspnée et l'insomnie ont été en croissant de jour en jour.

On constate, à l'entrée, de l'emphysème avec œdème et congestion pulmonaire aux deux bases.

Le cœur est gros, la pointe bat en bas et en dehors, l'impulsion cardïaque est forte, sans frémissement cataire. La mensuration donne 18 centim. de longueur sur 12 centim. de largeur. Ou entend un bruit de galop et, à la pointe, un souffle systolique assez fort se propageant vers l'épigastre, pas de signes d'insuffisance tricuspidienne.

L'urine contient de l'albumine en grande quantité, ainsi que le bruit de galop le faisait prévoir.

Diagnostic : Insuffisance mitrale et dilatation cardiaque consécutives a une affection rénale. Asystolie et congestion pulmonaire. (Digitale.)

Le bruit de galop disparut après les premiers jours; le 4 juin, on constata, à la base, un souffle très-faible d'insuffisance aortique.

Le 8 juin, point de côté, puis développement graduel malgré les diurétiques et les drastiques d'un épanchement pleural double plus fort à droite, dyspnée croissante. Le malade succombe le 22 juillet. L'autopsie n'a pas été faite.

Obs. XXXII. — Néphrite interstitielle avec hypertrophie du cœur et bruit de galop. Poussée aiguë de néphrite. Phénomènes d'urémie lente, par M. le Dr Rendu.

Marie B...., âgée de 45 ans, entre dans le service de M. Gubler, le 14 avril 1875. Depuis six mois elle présente des symptômes de polyurie, elle a eu au début un peu d'œdème au bas des jambes. Il y deux mois, sans cause connue, frisson violent, état fébrile pendant deux jours, anasarque aiguë généralisée disparaissant en trois semaines. Nouveau frisson il y a quinze jours avec vomissements, dyspnée, céphalalgie. A son entrée, la dyspnée et la céphalalgie persistent. Les membres inférieurs sont œdématiés jusqu'à la racine des cuisses.

Le cœur est volumineux, l'impulsion forte, sans frémissements; à l'oreille bruit de galop très-intense surtout prononcé à la pointe, sans souffle. Congestion pulmonaire. Urine pâle, abondante (1,600 à 1,800 grammes par jour), contenant des flots d'albumine et un peu de bleu. Quelques jours après l'entrée, la diurèse devient moins abondante et on observe des symptômes urémiques, céphalées, vomissements puis plus tard diarrhée persistante avec amélioration de l'état général. L'urine est toujours riche en albu-

mine, et le bruit de galop continue à être entendu lorsque la malade quitta l'hôpital au milieu de mai.

Obs. XXXIII.— Néphrite subaiguë. Œdème d'abord limité aux membres
supérieurs puis disparaissant complètement. Phénomènes d'urémie
lente. Passage à l'état chronique, par M. le Dr Rendu.

Jean-Baptiste R..., âgé de 43 ans, charretier, entre le 24 mars
1875 dans le service de M. Gubler, présentant l'aspect général
d'un cardiaque, teint légèrement subictérique, injection veineuse
des joues, œdème des jambes sans anasarque ni ascite, etc. Depuis un mois il urine beaucoup, est obligé de se relever la nuit,
depuis une quinzaine il est oppressé, courbaturé ; il a eu il y a
huit jours de l'œdème de la face. L'urine trouble contient des
urates en grande quantité et des flots d'albumine. Le cœur est notablement hypertrophié ; le 29 mars on entend manifestement à la
pointe un bruit de galop qui va en diminuant pendant les premiers jours d'avril, en même temps que la quantité d'albumine
qui n'existe plus le 12 avril qu'à l'état de traces.

Le 26 avril, survient une poussée aiguë avec frisson, malaise, etc.,
l'urine est de nouveau fortement albumineuse, l'amélioration se
fait rapidement, mais le 3 mai surviennent de nouveau vomissements avec céphalalgie, regardés comme urémiques.

Le malade sort le 18 mai, en meilleur état, mais les urines contiennent encore beaucoup d'albumine ; la maladie a pris les allures de la malade de Bright, chronique.

Obs. XXXIV. — Albuminurie. Hypertrophie du cœur. Bruit de galop,
par M. le Dr Cuffer.

La nommée F..., âgée de 41 ans, entre dans le service de
M. Potain le 3 septembre 1873. Elle souffre depuis deux ans de
palpitations avec accès d'oppression, vertiges, œdème des jambes, etc., depuis deux mois diarrhée persistante. La malade est
alitée depuis six semaines et souffre beaucoup plus depuis huit
jours. Face pâle, aspect cachectique, œdème des membres inférieurs, pas d'ascite. Pas de signes d'altérations pulmonaires. Le
cœur est volumineux (18 et 13 centimètres), la partie découverte
a 8 centimètres de diamètre. Pouls régulier, petit, 104 pulsations.
Bruits du cœur énergiques, le second exagéré ; à la pointe on entend
le bruit de galop. Pas de souffle. L'urine contient un peu d'albumine.

Son état va en s'aggravant ; à la fin de septembre, l'oppression
est très pénible, mais on ne trouve pas de lésions pulmonaires. La
face est cyanosée. L'urine rare contient toujours de l'albumine.
M. Potain pense qu'il s'agit d'accidents urémiques à forme dys-
pnéique. La malade meurt le 2 octobre avec des phénomènes d'a-
systolie.

Opposition à l'autopsie.

Obs. XXXV. — Bruit de galop, par M. Rendu.

Zélie G..., âgée de 16 ans, née à Boursay (Loir-et-Cher), issue de parents se portant fort bien, a été constamment bien portante jusqu'à l'âge de 15 ans. Il n'y a pas de maladies de cœur dans sa famille.

Depuis un an elle est souvent fatiguée, sans cœur à l'ouvrage, se plaint de courbatures. Dans le village on la considère comme paresseuse.

Ele a présenté il y a six mois quelques phénomènes dyspnéiques. Dès lors ces malaises ont été de plus en plus accusés, céphalées fréquentes accompagnées parfois de vomissements et regardés comme des migraines par la malade et par le médecin.

Il y a deux mois, attaque subite de dyspnée qui prend en quelques jours une gravité excessive. Un médecin du pays constate de la submatité aux deux bases et considère le fait comme une pneumonie double (vésicatoires).

Quelques jours plus tard, crachats sanglants d'apoplexie pulmonaire ou, tout au moins, forte congestion du poumon.

A partir de ce moment, la malade souffre très-souvent d'une dispnée revenant par accès moins forts cependant que le premier. Palpitations cardiaques continuelles; léger œdème des jambes.

Le médecin d'un chef-lieu de canton voisin est appelé et considère l'affection comme cardiaque, à cause d'un rhythme anormal qu'il perçoit et qu'il compare à une mesure à trois temps, toutefois il ne trouve pas de souffle.

A mon passage dans le Perche, ces jours derniers (juin 1875), il me fait prier de venir voir la malade. Je trouve un bruit de galop des plus nets, un cœur gros, sans lésions d'orifice, une anasarque modérée, quelques troubles de la vision survenus depuis quelques jonrs et des flots d'albumiue dans l'urine. L'affection était certainement rénale, et les accidents observés devaient être rapportés à l'urémie lente.

J'ai suivi la malade pendant douze jours; les phénomènes d'auscultation cardiaque sont restés identiques, le bruit de galop est toujours prononcé. Urines rares, 300 à 400 grammes au plus par 24 heures; accès de céphalée intense, vomissements quotidiens, une seule fois diarrhée accompagnée de soulagement passager.

L'enfant a été soumise au régime lacté, au vin diurétique et au tannin, mais jusqu'ici sans succès. Le pouls faiblissait notablement dans les derniers jours où j'ai pu l'observer.

Obs. XXXVI. — Hypertrophie du cœur sans lésions d'orifices. Bruit de galop. Albuminurie. Troubles cérébraux. Mort, par M. Rendu.

Agathe T..., âgée de 63 ans, entre le 19 mai 1875 dans le service de M. Gubler, présentant les signes d'une affection cardiaque arrivée à la période d'asystolie; polyurie datant de plusieurs années, quelques palpitations et accidents dyspnéiques.

Le cœur est volumineux, bat dans le sixième espace intercostal. L'auscultation fait entendre un bruit de galop ; on ne trouve pas de souffle. Emphysème pulmonaire et congestion aux deux bases, sans épanchement. Dyspnée extrême, cyanose, accès de suffocation très-fréquents, foie gros et douloureux, battements hépatiques peu prononcés. Urines rares, épaisses, chargées de sels, contenant une notable quantité d'albumine.

La cyanose persiste et s'accentue, les mouvements du cœur sont irréguliers, mais sans bruit anormal. La malade tombe au bout de quelques jours dans un délire tranquille et presque continuel ; elle répond parfois correctement aux questions qui lui sont posées, puis prononce tout d'un coup des paroles incohérentes. Les idées de persécutions prédominent. Le délire persiste jusqu'à la fin de la vie ; on entend toujours le bruit de galop, le cœur est évidement énormément dilaté.

Mort le 30 mai. Opposition à l'autopsie

Obs. XXXVII. — Néphrite interstitielle. Hypertrophie du cœur. Bruit de galop. Néphrite aiguë intercurrente. Hydropisies et anasarque. Guérison par le régime lacté : rechute par suite d'écarts de régime, par M. Rendu.

Jean P..., âgé de 59 ans, journalier entre dans le service de M. Potain le 26 septembre 1874. Polyurie ancienne (5 ou 6 ans), sans troubles fonctionnels appréciables.

Il y a un mois réfroidissement coryza et bronchite puis, peu après céphalalgie intense et, au bout de quinze jours, anasarque devenant considérable en 4 ou 5 jours. A l'entrée, l'anasarque est excessive, les téguments pâles, pas de fièvre, peu d'ascite ; léger épanchement dans les deux plèvres et œdème pulmonaire. Peu de troubles digestifs, pas de vomissements, constipation habituelle. Cœur manifestement hypertrophié sans bruit de souffle, bruit de galop très-net à la pointe. Urines légèrement brunâtres, comme sanguinolentes, ammoniacales et fétites au moment même de l'émission (pas de cystite), contenant 12 à 15 grammes d'albumine par litre. Au microscope on y voit des globules de pus, quelques globules rouges, et de très-rares cylindres hyalins (Régime lacté, ventouses, etc.) Les jours suivants, l'urine reste fétide et abondante (2 1|2 à 3 litres), mais contient beaucoup moins d'albumine (2 gr. 5 le 5 octobre).

L'anasarque va en diminuant et a totalement disparu le 26 octobre. Le malade se lève, son pouls est régulier à 84, le bruit de galop est devenu à peine perceptible. Il y a moins de pus dans l'urine, toujours un peu d'albumine (4 gr. par litre).

Au milieu de novembre, la quantité d'urine est revenue au taux normal (1,500 gr.) contenant 2 gr. 30 d'albumine. Le cœur paraît peu volumineux (14 et 12 centig.). Les oscillations des veines jugulaires sont encore très-prononcées, mais sans pouls veineux vrai.

— Le 19 novembre, frisson, céphalalgie, fièvre, urine, 1 litre à peine, brunâtre ; un peu d'amélioration les jours suivants ; sort sur

sa demande le 25 novembre. On apprend que, depuis une quinzaine, il commettait en cachette des écarts de régime qui expli-
quent le retour des acccidents.

Obs. XXXVIII. — Hypertrophie de la prostate. Rétention d'urine. Hypertrophie du cœur. Bruit de galop.

J'ai eu occasion d'entendre le bruit de galop sur un malade de
68 ans, entré dans le Service de M. le Dr Guyon au mois de janvier
1875, pour y être traité d'une rétention d'urine due à une hypertrophie de la prostate. Depuis deux mois environ, il urinait par
regorgement sans vider sa vessie. L'observation, prise lors de son
entrée, note l'existence de battements de cœur dont le malade
souffrait de temps en temps depuis longtemps.

Lorsque je le vis, avec mon collègue M. Kirmison, l'urine contenait beaucoup de pus et était habituellement alcaline; la température s'élevait tous les soirs aux environs de 38°.

Les artères étaient très-athéromateuses; l'hypertrophie du
cœur manifeste; le pouls battait en dehors du mamelon, dans le
cinquième espace; la matité précordiale mesurait 17-13 centimètres, la partie découverte du cœur était de 6 à 7 centimètres.

Les bruits énergiques, clairs, sans bruit de souffle, étaient accompagnés d'un bruit anormal présystolique sourd, mais très-net,
le rhythme du galop était des plus marqués.

Obs. XXXIX. — Contusion rénale ancienne. Gravelle et polyurie. Coliques néphrétiques. Symptômes de pyélo-néphrite chronique. Amélioration, par M. Rendu.

Etienne B..., âgé de 57 ans, entre dans le service de M. Gubler,
le 3 février 1875. Il n'a jamais eu de maladies, sauf une pneumonie datant de vingt ans; il a reçu autrefois une contusion grave
de la région lombaire droite; ce côté serait, d'après lui, resté
plus faible que l'autre. Depuis vingt ans, signes de polyurie; il y a
huit mois, il commença à souffrir habituellement du côté droit
et eut des coliques sourdes suivies de l'expulsion d'urine trouble,
même parfois de petits graviers. En août ou septembre, l'urine
devint, pour la première fois, trouble pendant quelques jours. En
novembre, à la suite d'un accès beaucoup plus violent, il commença à rendre du pus en abondance. Dès lors, il a été en s'affaiblissant, souffre continuellement dans l'hypochondre droit et
urine du pus à certains moments,

Il arrive à l'hôpital très-amaigri et débilité, sans autres troubles fonctionnels; il est obligé de se relever sept ou huit fois par
nuit pour uriner. On ne trouve pas de signes de phlegmon péri-
néphrétique. Au cœur, on entend un léger bruit de galop, plus
marqué pendant l'expiration qu'à l'inspiration. Pas d'hypertrophie sensible du cœur.

(Térébenthine, acide benzoïque.) L'état du malade s'améliore
progressivement, et lorsqu'il quitte l'hôpital, le 5 mars 1875, ses
urines contiennent beaucoup moins de pus.

Obs. XL (personnelle). — Hyrertrophie du cœur sans lésions d'orifices. Bruit de galop. Albuminurie.

Marie K..., âgée de 67 ans, hollandaise, entre dans le service de M. Potain, le 16 juin 1875.

Depuis plusieurs années la malade dort mal et a des signes de po-lyurie, se relève deux ou trois fois par nuit pour uriner. Il y a deux ans, elle a eu de l'œdème des jambes qui a persisté deux mois sans troubles fonctionnels marqués ; depuis lors, elle souffre d'ac-cès d'oppression revenant irrégulièremeut, sans toux ; depuis trois mois, l'oppression est habituelle ; elle a de fréquents maux de tête, ne mange plus et s'affaiblit. Pas de vomissements ni de troubles oculaires.

La malade est pâle, maigre, présente un arc sénile très-marqué. Le cœur est très-volumineux (19-13 centimètres); la pointe bat dans le sixième espace ; la partie découverte du cœur est de 11 cen-timètres. Battements réguliers, bruits un peu sourds, sans souffle, bruit de galop. Battement des jugulaires précédant le battement carotidien. Foie volumineux présentant des battements obscurs, Œdème modéré des membres inférieurs. L'urine donne un léger nuage d'albumine. (Digitale.)

Les jours suivants, la malade urine de 600 à 800 grammes par vingt-quatre heures.

21 juin. Le bruit de galop a disparu, l'urine ne coutient plus que des traces d'albumine, l'oppression et l'œdème diminuent, le sommeil revient.

Le 28. On ne trouve plus trace d'albumine.

Le 30. Dicrotisme cardiaque accentué, dilatation considérable du cœur ; souffle systolique, d'insuffisance relative. (Suppression de la digitale.) Le soufffe disparaît le 2 juillet.

3 juillet. La malade n'est plus oppressée, mais se plaint encore d'une céphalalgie continuelle, pas de bruit de galop ni d'albu-minurie.

Le 16. La malade est oppressée de nouveau depuis deux jours et n'a pas dormi ; le bruit de galop est entendu de nouveau très-faiblement; l'urine donne un léger nuage d'albumine. On recom-mence l'emploi de la digitale.

Obs. XLI. — Alcoolisme. Athérome généralisé. Hypertrophie du cœur. Dyspepsie et gastralgies. Pas de bruit de galop. Pas d'albuminurie.

Jean G.,. 58 ans, tourneur en cuivre, entre le 10 juin 1875 dans le service de M. Potain.

Habituellement bien portant, le malade avoue des habitudes alcooliques anciennes, et présente l'aspect général et les signes habituels de l'alcoolisme chronique : tremblement, insomnie, dyspepsie habituelle, pituite, etc. Depuis quelques semaines il éprouve, de plus, des douleurs sourdes à l'épigastre et des coli-ques sourdes sans diarrhée, avec perte complète de l'appétit.

En l'examinant, on constate une dégénérescence athéromateuse très-marquée et généralisée; les artères radiales, flexueuses, roulent sous le doigt comme des cordonsrésistants.

Le cœur est volumineux, la pointe bat dans le cinquième espace, en dehors du mamelon, le choc est brusque et fort. La percussion donne, comme dimension, 16-13 centimètres. Les bruits sont nets, bien frappés, ont une résonnance métallique, on n'entend ni soeffle ni bruit anormal.

Le tracé du cœur et du pouls (fig. IV) n'indique que les modifications habituelles du pouls dans l'athérome. On cherche également à obtenir le tracé de la jugulaire assez distendue, mais ne présentant pas de battements. On n'obtient, comme le montre la figure II, qu'un tracé absolument analogue à celui du pouls et qui représente, en effet, le soulèvement passif dû au battement carotidien.

L'urine, examinée immédiatement après l'émission, donne, par la chaleur, un nuage assez opaque, qu'une goutte d'acide acétique fait disparaître instantanément, il s'agit donc de phosphates; du reste, aucun des réactifs habituels (acide picrique, acide azotique) ne décèle la moindre trace d'albumine.

Un ou deux purgatifs salins, quelques bains sulfureux, le repos et l'absence des excitants alcooliques, suffisent pour rétablir rapidement le malade, qui sort guéri le 28 juin.

CONCLUSIONS.

1° Le bruit de galop, déterminé par la production d'un bruit présystolique, appartient aux formes généralement appelées rénales d'hypertrophie simple du cœur.

2° La présence de l'albumine dans l'urine est constamment observée chez les malades qui présentent ce signe.

3° Il n'existe pas indistinctement dans toutes les formes de néphrites.

On l'observe aux différentes stades de la néphrite interstitielle chronique, au début de laquelle il peut avoir une grande valeur pour établir le diagnostic, et dans certaines néphrites aiguës que l'on peut en général rapprocher, anatomiquement, de la néphrite interstitielle.

A. PARENT, imprimeur de la Faculté de Médecine, rue Mr-le-Prince, 31.

www.ingramcontent.com/pod-product-compliance
Ingram Content Group UK Ltd.
Pitfield, Milton Keynes, MK11 3LW, UK
UKHW021204220726
13924UKWH00003B/1325

9 782019 254025